Ivo Kranzfelder

George Grosz
1893–1959

Benedikt Taschen Verlag

UMSCHLAGVORDERSEITE:
Detail aus: Grauer Tag, 1921
Öl auf Leinwand, 115 x 80 cm
Berlin, Staatliche Museen zu Berlin – Preußischer Kulturbesitz, Nationalgalerie

SCHMUTZTITEL:
Detail aus: Schäferstündchen, 1921
Blatt 77 aus »Ecce Homo«

FRONTISPIZ:
Detail aus: Der Agitator, 1928
Öl auf Leinwand, 108 x 81 cm
Amsterdam, Stedelijk Museum

Originalausgabe

Hohenzollernring 53, Köln 1
Redaktion und Gestaltung: Rolf Taschen, Köln;
Jutta Kabel, Frankfurt
Bildredaktion: Sylvia Freudenberger, Köln
Umschlaggestaltung: Angelika Muthesius, Köln
Herstellung: Winfried Zimmermann, Köln
Satz: Utesch Satztechnik GmbH, Hamburg
Reproduktionen: Thönnessen, Köln
Druck: Druckhaus Cramer, Greven
ISBN 3-8228-9608-X

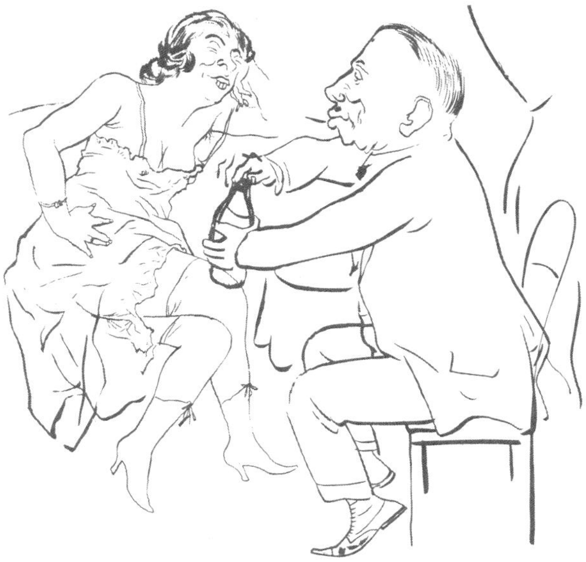

George Grosz

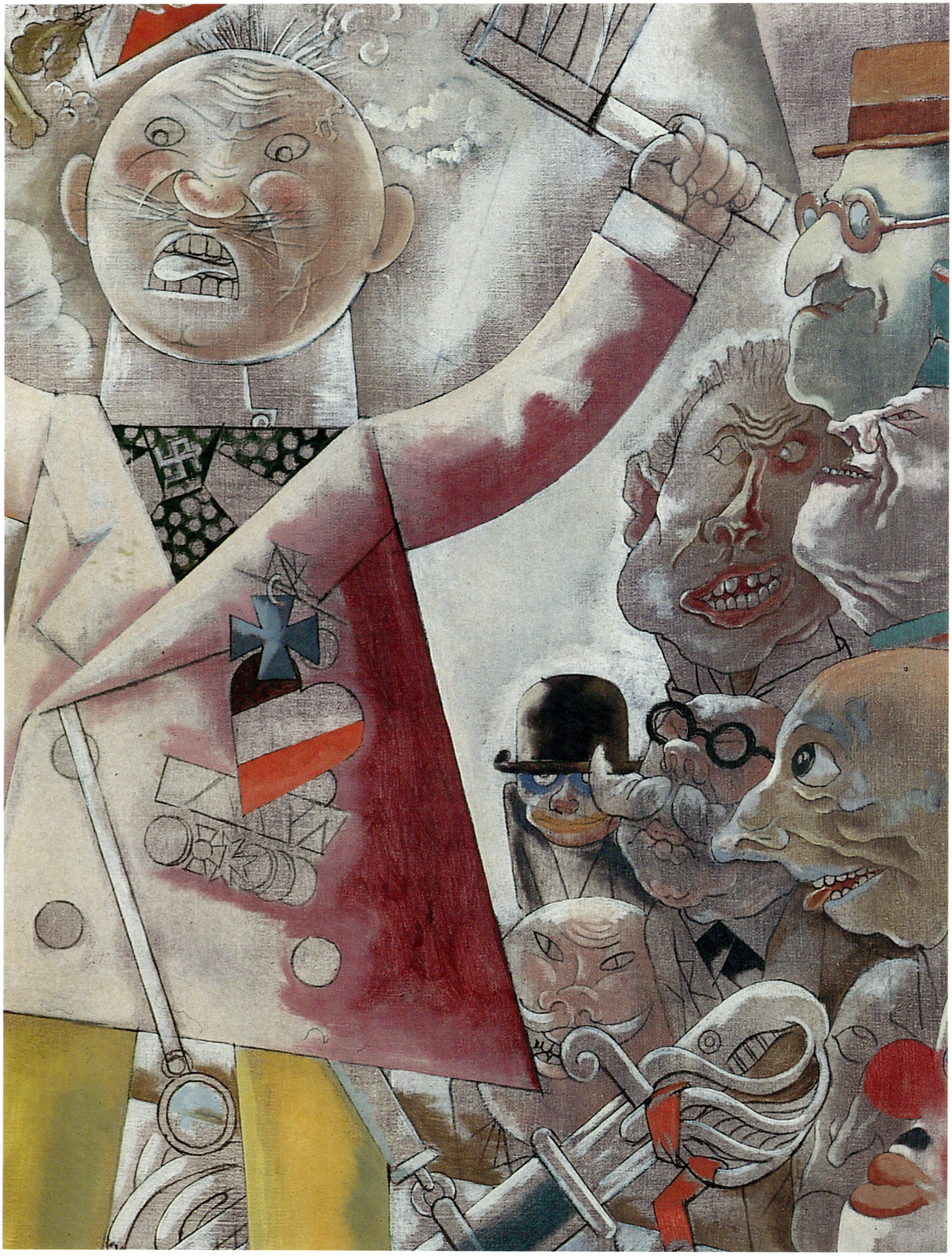

Inhalt

»Allein mit meinen Doppelgängern«

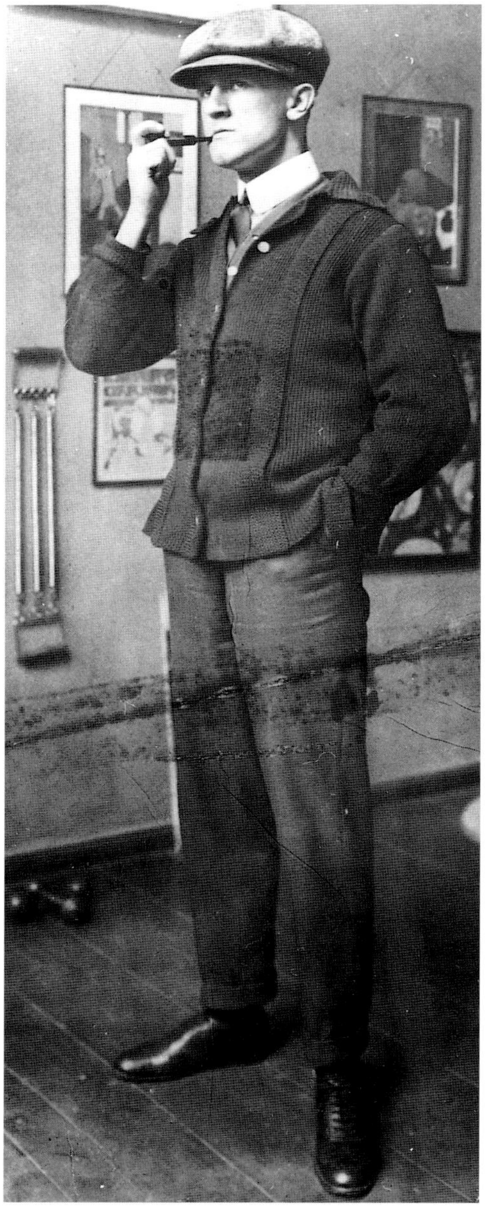

Grosz in seinem Berliner Atelier, 1921
Von Grosz hat sich das Bild des politisch engagierten, sozialkritischen Zeichners und Malers verfestigt. Er selbst sah sein Rollenrepertoire weitaus vielseitiger.

An George Grosz läßt sich exemplarisch der Lebenslauf eines Künstlers verfolgen, der in die historische, gesellschaftliche und politische Entwicklung seiner Zeit eingebunden ist und auf sie reagiert. Grosz wurde am 26. Juli 1893 in Berlin geboren, drei Jahre nach der Demission Bismarcks. Er erlebte in seiner Jungend das Kaiserreich unter Wilhelm II., meldete sich 1914 als Kriegsfreiwilliger, wurde 1915 als dienstuntauglich entlassen, 1917 wieder einberufen und kurz darauf endgültig ausgemustert. 1918 entstand in Berlin unter dem Eindruck der Novemberrevolution in der Sowjetunion die Künstlervereinigung der »Novembergruppe«, der Grosz beitrat. Ende des Jahres wurde er Mitglied der Kommunistischen Partei. Er gründete 1919 zusammen mit dem Verleger Wieland Herzfelde (Malik-Verlag) die Zeitschrift »Die Pleite«, mit Franz Jung »Jedermann sein eigener Fußball« und mit John Hoexter und Carl Einstein »Der blutige Ernst«. Seine scharfen sozialkritischen Zeichnungen erschienen in zahlreichen Publikationen des Malik-Verlages, außerdem veröffentlichte er Mappen und Bücher. Er wurde angeklagt wegen Beleidigung der Reichswehr (1921), Angriffs auf die öffentliche Moral (1924) und Gotteslästerung (1928). 1924 wurde er Vorsitzender der »Roten Gruppe«, der Vereinigung kommunistischer Künstler. Bis 1927 arbeitete er regelmäßig für die satirische kommunistische Wochenschrift »Der Knüppel«. 1927 fertigte er »Hintergrund«-Zeichnungen für Erwin Piscators »Schwejk«-Inszenierung. Er war 1928 Mitbegründer der »Association Revolutionärer Bildender Künstler Deutschlands«, genannt »Asso«. 1932 folgte Grosz einer Einladung, in New York an der Art Students League als Gastdozent zu lehren, ein Jahr später wanderte er endgültig mit seiner Frau nach Amerika aus.

In den USA begann ein anderer Abschnitt im Leben Grosz'. Es wurde oft festgestellt, daß bereits die letzten Veröffentlichungen in Deutschland, beispielsweise »Der Spiesser-Spiegel«, immerhin noch von 1925, oder »Über alles die Liebe« aus dem Jahr 1930 nur noch »milde Satiren bürgerlichen Lebens« gewesen seien[1] und keine scharfen politischen Stellungnahmen. In der Folgezeit in Amerika ist ein Rückzug zu beobachten, Grosz' Zeitkommentare wurden eher allgemein apokalyptisch, er widmete sich mehr der Landschaftsmalerei, resignierte scheinbar.

Daß diese Resignation im Kern Zynismus war, verdeutlicht ein Zitat aus seiner Autobiographie »Ein kleines Ja und ein großes Nein« (im folgenden immer mit JN abgekürzt), die 1955 erstmals in Deutschland erschienen ist. Grosz berichtet über den Versuch der perfekten Anpassung an seine neue Heimat: »Niemand zu Leide, allen zur Freude – das wurde nun mein Wahlspruch. Die Assimilation ist keine Kunst, wenn man nur erst einmal den stark überschätzten Aberglauben vom ›Charakter‹ überwindet. Mit dem Wort ›charaktervoll‹ bezeichnen wir meist eine starke Unbeugsamkeit, die nicht immer vom Alter herrührt; ein Mensch, der vorwärtskommen will, und auf Geld aus ist, sollte am besten gar keinen Charakter haben. Die zweite Regel, wenn man sich anpassen will: alles schön finden! Alles – auch das, was in Wirklichkeit nicht schön ist. [...] Eines Tages merkt er, daß tatsächlich alles schön ist – und siehe da, nach ein paar Jährchen andauernden Lügens ist die Lüge zur Wahrheit geworden ...«[2] Frappant wird man an Andy Warhols Ausspruch »All is pretty« erinnert, mit dem er später den American Way of Life charakterisierte und den er zur Grundlage seiner Kunst machte.

Ende der 20er, Anfang der 30er Jahre und in Amerika änderten sich Grosz' Themen und auch sein Stil. Im Kontext der Zeit wie seiner individuellen Entwicklung war dieses Umschwenken jedoch folgerichtig. Der Philosoph Günther Anders schrieb über Grosz' Œuvre ab den 30er Jahren: »Niemand empfand deutlicher als Grosz selbst, wie lächerlich es gewesen wäre, obstinat auf jene Opfer weiter einzuschlagen, die bereits zu vergangenen Typen oder zu vergessenen Gespenstern geworden waren.«[3]

Zwei Äußerungen aus der Frühzeit mögen die Kontinuität des Groszschen Denkens verdeutlichen. 1917 war er Mitbegründer der Berliner Dada-Bewegung, in der jeder seine »Funktion« hatte. Grosz war der »Propagandada«. Auf seiner Visitenkarte stand unter dieser Berufsbezeichnung der Satz »Wie denke ich morgen?«

In der Zeitschrift »Der Gegner« veröffentlichte Grosz 1920/21 einen Text mit dem Titel »Statt einer Biographie«. Dort heißt es: »Wie kommt der Künstler heute in der Bourgeoisie hoch? --- durch Schwindel ---. Meistens als proletarische Existenz anfangend, im dreckigen Atelier hausend, mit unbewußter, bewunderungswürdiger Anpassungsfähigkeit nach ›oben‹ strebend, findet er bald einen Bonzen von Einfluß, der ihn ›macht‹, das heißt: seinen Weg auf dem Kapitalmarkt ebnet.«[4]

War dieser frühe Text noch kämpferisch, engagiert und zutiefst moralisch, so lernte Grosz spätestens in Amerika, daß die direkte politische Aktion anachronistisch geworden war; er schaltete um auf die subversive Aktion mittels scheinbarer Überanpassung, das spätere Prinzip Warhols.

Zwei Punkte müssen noch hervorgehoben werden, bevor wir uns mit den Arbeiten und, soweit sie damit zusammenhängen, den Lebensumständen Grosz' und deren historischem Kontext beschäftigen. Da ist einmal der Umstand, daß wir, was Quellen betrifft, relativ gut versorgt sind: Es gibt die schon erwähnte Autobiographie, eine Auswahl aus seiner äußerst umfangreichen Korrespondenz ist veröffentlicht, 1986 erschien ein Band mit Gedichten, und wir haben zahlreiche verstreut erschienene Texte zur Zeit und zur Kunst.[5] Diese Schriften sind zum Teil vorsichtig zu behandeln, denn Grosz erschien vielgestaltig, er schlüpfte in immer andere Rollen – auch in seinen Briefen. In einem Brief an seinen Mitstudenten Robert Bell vom Ende September 1915 beschrieb er seine Rollenspiele, die er sein ganzes Leben beibehielt: »Ich bin grenzenlos einsam, d. h. ich bin allein mit meinen Doppelgängern, fantomatische Figuren, in denen ich ganz bestimmte Träume, Ideen, Neigungen usw. real werden lasse. Ich fetze gleichsam 3 andere Personen aus meinem inneren Vorstellungenleben heraus, ich glaube selbst an diese vorstellenden Pseudonyme. Allmählich sind drei fest umrissene Typen entstanden. 1. Grosz. 2. Graf Ehrenfried, der nonchalante Aristokrat mit gepflegten Fingernägeln, darauf bedacht, nur sich zu kultivieren, mit einem Wort: der aparte aristokratische Individualist. 3. Der Arzt Dr. William King Thomas, der mehr amerikanisch-praktisch materialistische Ausgleich in der Mutterfigur des Grosz.«[6]

Der andere Punkte ist Grosz' Abscheu gegen die »Masse«, trotz seines politischen Engagements. Er hatte Gustave Le Bons »Psychologie der Massen« aus dem Jahr 1895 gelesen[7] und er verließ sich auf seine »Beobachtungsgabe, die mir immer wieder bestätigt hatte, daß die Masse der Menschen ein Sauhaufen ist, eine lenkbare Herde von Kälbern, die sich ihre Metzger zufrieden selber wählen.«[8]

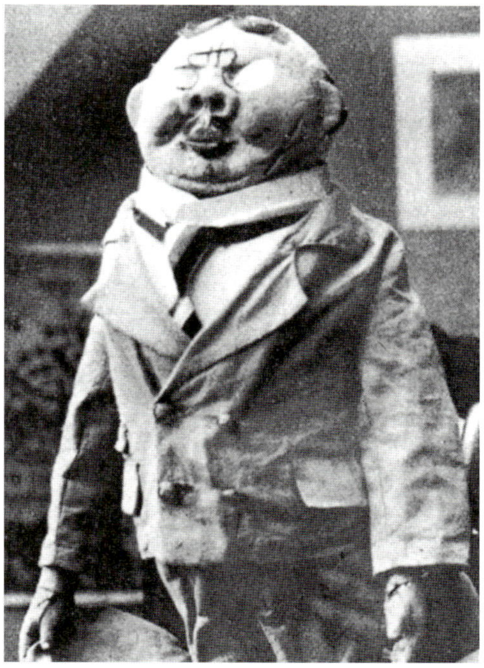

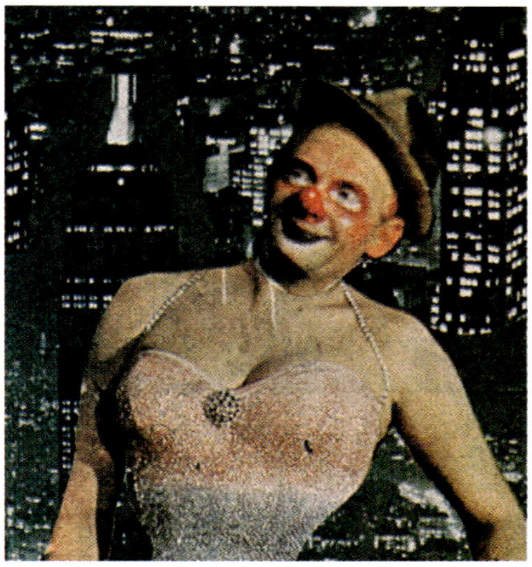

ABBILDUNG OBEN:
Grosz-Marionette »Konservativer Herr«, 1919, Detail aus Abb. S. 34 unten
ABBILDUNG UNTEN:
Grosz als Clown und Varietégirl, 1958 Detail aus Abb. S. 91 rechts

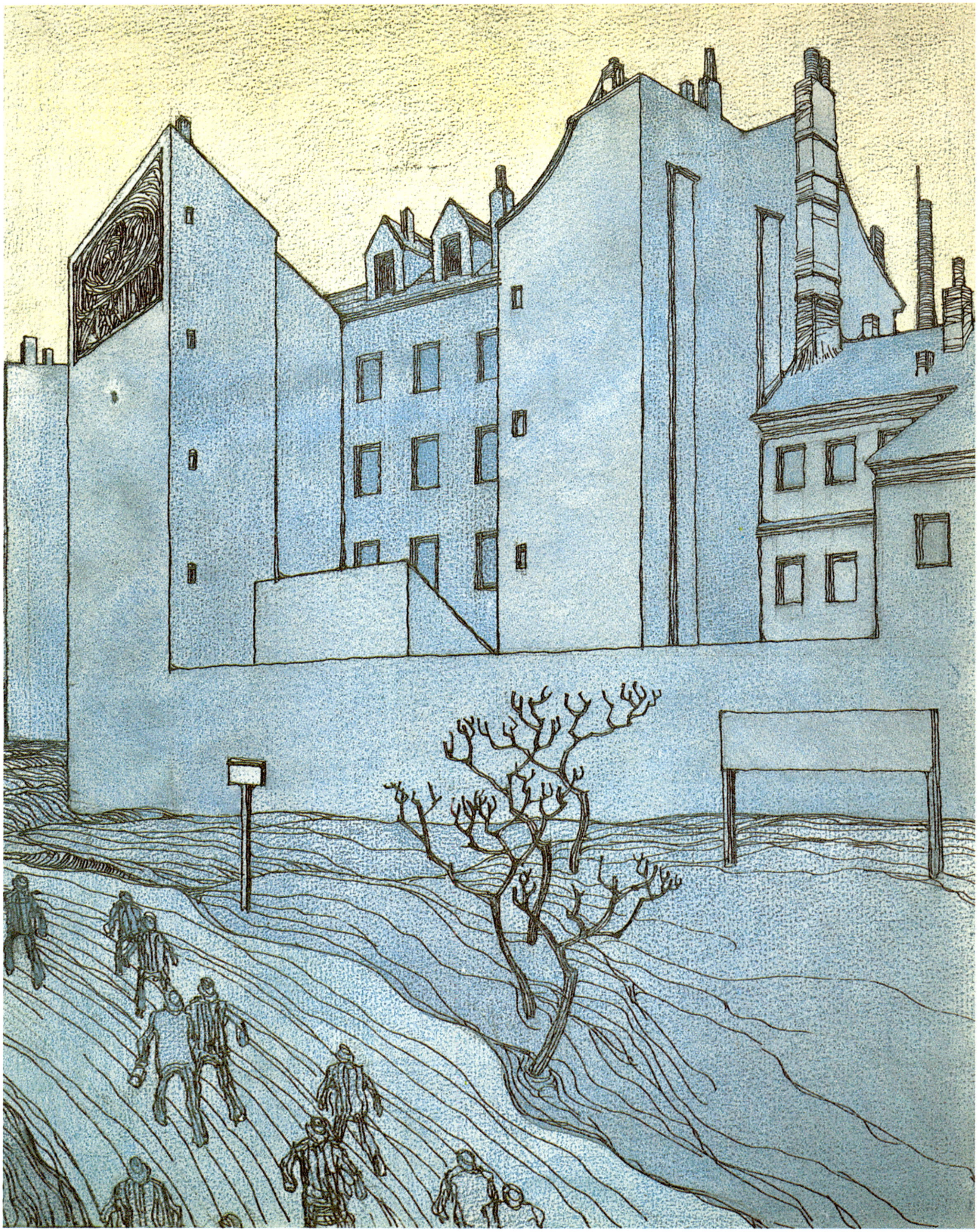

Kolportagehefte und Gipsabgüsse

Frühe Einflüsse und Ausbildung: 1893–1913

Georg Ehrenfried Groß, so der eigentliche Name, wuchs in Berlin und in der Pommerschen Provinz, in dem Ort Stolp, auf. Als er sechs Jahre alt war, starb sein Vater, ein Gastwirt. Ab 1902 besuchte Grosz die Oberrealschule in Stolp, wo seine Mutter das Offizierskasino der Fürst-Blücher-Husaren bewirtschaftete. Er las die »Leipziger Illustrierte« mit den »wunderbaren Zeichnungen von den damaligen Kriegsschauplätzen« (JN, S. 9), das »Neue Universum« mit den neuesten Erkenntnissen der Naturwissenschaften und natürlich Karl May, den er, so steht es in seiner Autobiographie, mit einem Freund besucht hat, und James Fenimore Coopers »Lederstrumpf«. Beide wurden in Spiele – und später in Zeichnungen – umgesetzt. Ein Vetter Grosz' brachte ihn in Kontakt mit einem Dekorationsmaler namens Grot, der ihn mit dem Jugendstil bekanntmachte. Daneben suchte er sich seine Lieblingsmaler selbst aus. Eine besondere Vorliebe hatte er für Eduard Grützner, der am Fließband vor Weinfässern trinkende und sich zuprostende Mönche anfertigte, Bilder, die heute noch gerne in altdeutsch eingerichteten Wohnzimmern hängen. Historien- und Schlachtenbilder, »Greuelpanoramengemälde« auf Jahrmärkten waren weitere bewunderte Vorbilder. Dazu paßte die Lektüre sogenannter »Hintertreppenromane«, Kolportagehefte zu zehn Pfennigen das Stück. Doppelt so teuer waren die amerikanischen Abenteuerhefte mit den Helden Buffalo Bill oder Nick Carter. »Viele dieser schönen Geschichten spielten in Amerika, in einem romantischen Vorkriegsamerika. Ich weiß nicht, ob man diese Jugendlektüre für eine mir heute noch anhaftende Amerikaschwärmerei verantwortlich machen darf.« (JN, S. 26) Zumindest erklärt sich aus diesen Inspirationsquellen, zu denen z. B. auch der Zirkus Barnum & Bailey – damals noch mit einer Freakshow – zu rechnen ist, die Vorliebe für Kolportagethemen – etwa Verbrechen, Lustmord – oder für überzeichnete oder deformierte Physiognomien: »Diese Abnormitätenfuhre prägte sich mir scharf ein.« (JN, S. 27)

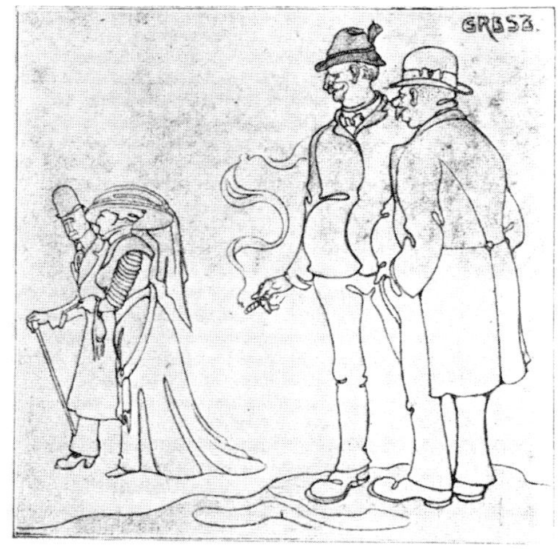

Illustration für »Ulk«, die Beilage des »Berliner Tageblattes«, 1910
In dieser ersten veröffentlichten Zeichnung Grosz' herrscht noch der dekorative Einfluß des Jugendstils nach der Art der Simplicissimus-Karikaturen vor.

Grosz kopierte, was ihm in die Hände fiel: Busch, Grützner, Historienmaler, Illustrationen aus den »Fliegenden Blättern«, und er zeichnete, was er sah. Im Jahr 1908 flog er von der Schule, knapp vor der Prüfung, die heute der sogenannten Mittleren Reife entspräche. Das hieß zu dieser Zeit auch, daß er nicht in den Genuß der verkürzten Militärzeit von einem statt zwei Jahren kam. Der Drill der Schule war ihm unerträglich. So, wie er seine Lehrer beschrieb, sahen oft auch die Typen aus, die später seine Zeichnungen bevölkerten: »Viele meiner Lehrer waren Sonderlinge, komische Drillmeistertypen mit faßförmigen Bäuchen, merkwürdig schlappenden Hängehosen, unmöglich sitzenden Kragen.« (JN, S. 42/43) Der Grund für seine Schulentlassung war eine einem Lehramtskandidaten zurückge-

Auf dem Weg zur Arbeit, um 1912
»Ich wollte mich durchsetzen – das war meine einfache und wohl allen beginnenden Künstlern eigene Lebensphilosophie. Daß ich vollständig unpolitisch war, versteht sich von selbst« – so Grosz rückblikkend in seiner Autobiographie.

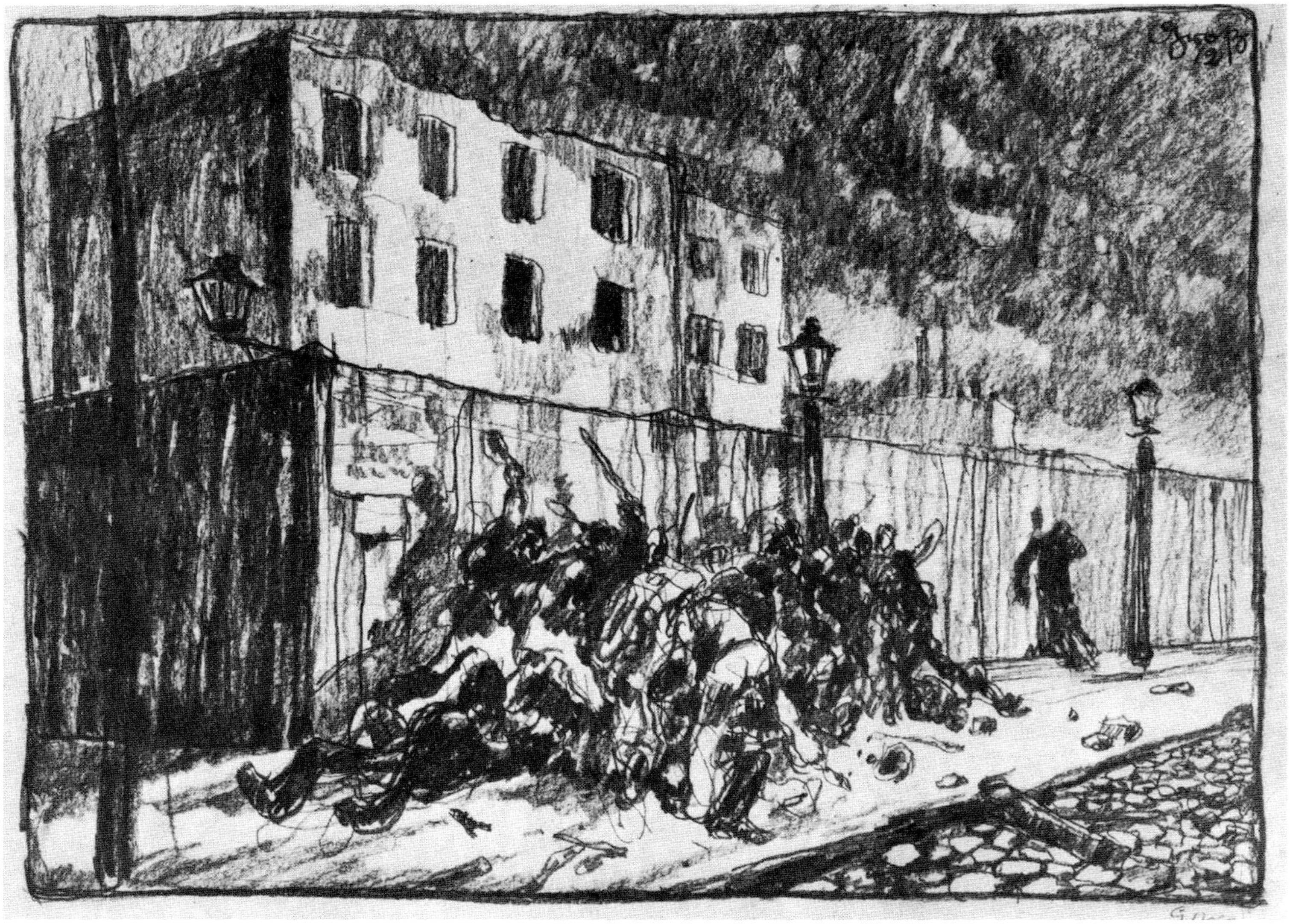

Straßenschlacht, 1912

Karl Hubbuch, Mitstudent von Grosz an der Berliner Kunstgewerbeschule, erinnert sich an die gemeinsame Zeit: »Grosz fiel damals eigentlich nur durch sein sicheres Benehmen auf (nicht arrogant). Durch seine moderne Kleidung, amerikanischer Stil (...). Er war auch der Arrangeur unseres selbstfinanzierten ›Aktklubs‹.«

gebene Ohrfeige. Diese Verweigerung von Anpassung, die hier zum ersten Mal manifest wird, ist ein Grundzug in der Haltung Grosz', der, wie wir sehen werden, auch in seiner amerikanischen Zeit noch lebendig ist – wenn auch in veränderter Form.

Mit Unterstützung seines ehemaligen Zeichenlehrers gelang es, die Mutter zu überreden, den Sohn auf die Kunstakademie zu schicken. Grosz begann, nach bestandener Aufnahmeprüfung, an der Königlichen Kunstakademie in Dresden zu studieren. Seine Lehrer waren Richard Müller (der bereits 1933 in Dresden eine Schau »entarteter Kunst« initiierte), Oskar Schindler und Robert Sterl. »Unsere Hauptarbeit war die Wiedergabe von Gipsabgüssen in Originalgröße.« (JN, S. 60)

Von den gleichzeitig in Dresden arbeitenden »Brücke«-Malern wie Ernst Ludwig Kirchner, Erich Heckel oder Karl Schmidt-Rottluff bekam Grosz nichts mit[9], später wandte er sich gegen sie: »Der expressionistische Anarchismus muß aufhören. Heute gefallen sich die Maler notgedrungen in ihm – da sie unaufgeklärt sind, nicht mit den arbeitenden Menschen im Zusammenhang stehen.«[10]

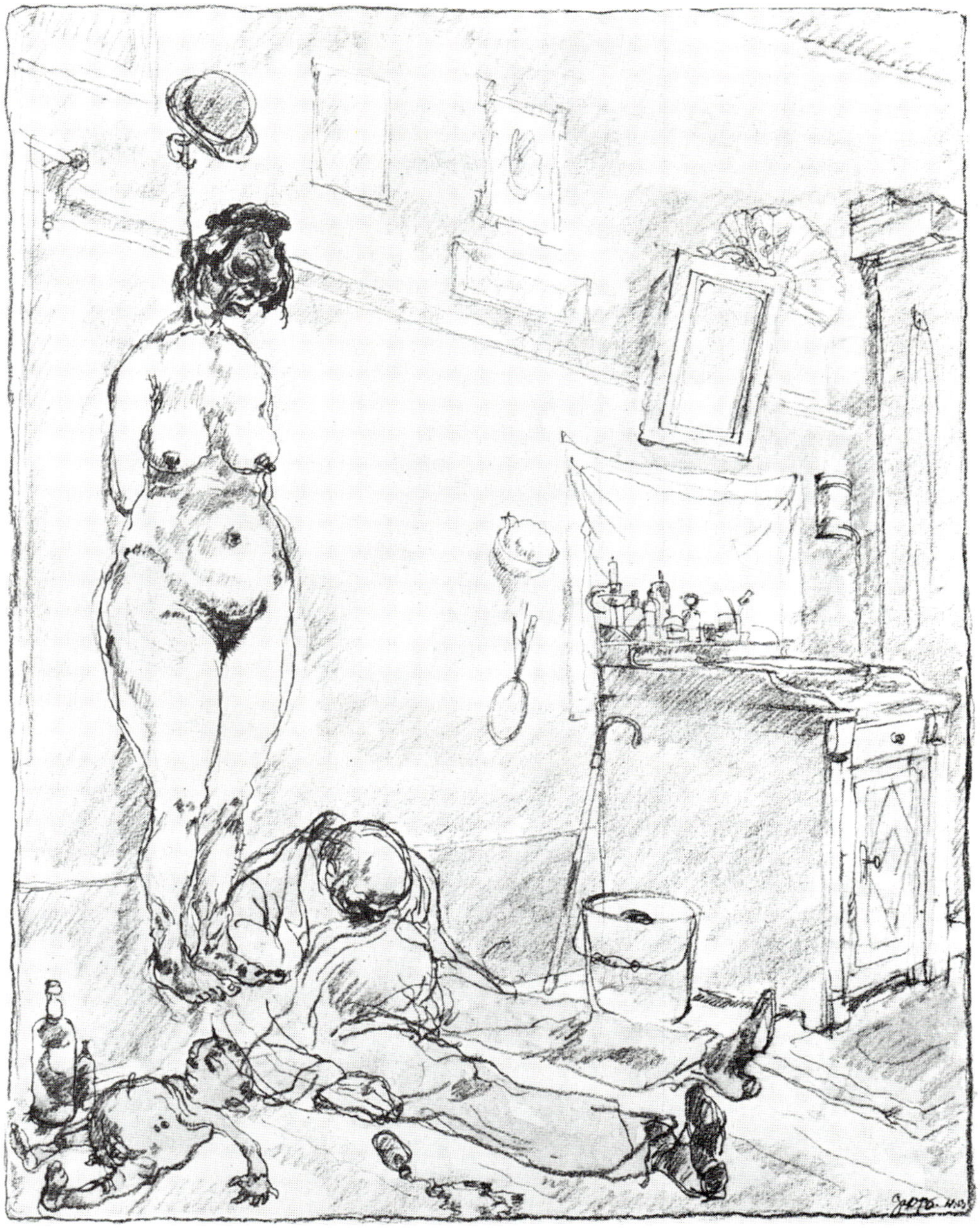

NEBENSTEHEND:
Das Ende des Weges, 1913
Die realistisch gezeichnete Mord- und Selbstmordszene ist an Hoffnungslosigkeit kaum zu überbieten.

UNTEN:
Lustmord in der Ackerstraße, 1916/17
Über die damals verbreitete Vorliebe für das Mord- und Lustmordmotiv schrieb Grosz rückblickend: »Für mich steckte in all diesen sonderbaren gemalten Attentaten, Warenhausbränden, Verbrecherjagden, Hinrichtungen, Naturkatastrophen (...) die Romantik einer noch nicht betretenen Welt voll großer Gefahren und blutiger Abenteuer.«

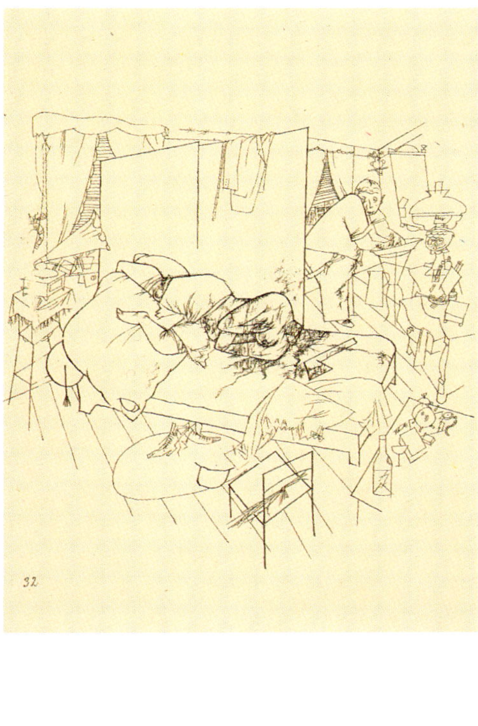

Von solcher Politisierung war zu Grosz' Dresdener Akademiezeit noch nichts zu spüren. Er las Gustav Meyrink, Hanns Heinz Evers, Maurice Renard und verehrte den Dandy Barbey d'Aurevilly: »Viele dieser Autoren befruchteten meine Arbeiten oder zumindest, wenn ich es so nennen kann, meine Philosophie des Lebens.« (JN, S. 84) Das Außenseitertum, der Dandyismus, den Grosz schon während seiner Akademiezeit zur Schau stellte, ist ein beliebter Topos der Künstlerselbstdarstellung seit der Antike. Fast gleichzeitig mit Grosz schilderte, wesentlich drastischer, Salvador Dalí in seiner Autobiographie seine dahingehenden Versuche.

Schon seit längerer Zeit hatte Grosz versucht, Zeichnungen in Witzblättern unterzubringen, da ihm erzählt worden war, man könne mit Karikaturen viel Geld verdienen. Er hatte Zeichnungen im Stil der »Simplicissimus«-Zeichner Bruno Paul oder Emil Preetorius an verschiedene Redaktionen geschickt, aber immer wieder Absagen erhalten. Am 4. Februar 1912 veröffentlichte der »Ulk«, die satirische Wochenbeilage des »Berliner Tageblatts« eine Zeichnung von Grosz (Abb. S. 9). Von dem Honorar kaufte er sich sofort ein Paar »wunderbar nach innen gebogene amerika-

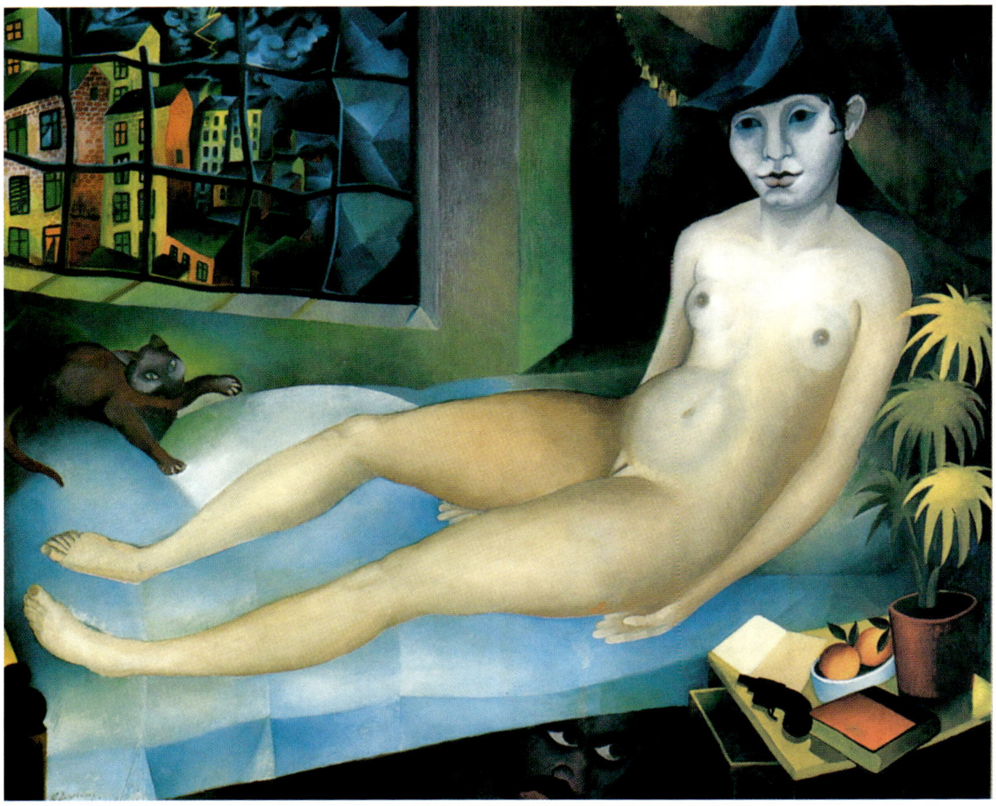

Heinrich Maria Davringhausen,
Der Lustmörder, 1917
Harmloser als Grosz behandelt Davringhausen das Lustmordmotiv. Er verlegt das blutige Geschehen in die Zukunft und vermeidet so die Drastik eines Grosz, Otto Dix oder Rudolf Schlichter.

GEGENÜBER:
John der Frauenmörder, 1918

nische Lackhalbschuhe«. Das in der Art des Jugendstils gehaltene Blatt läßt stilistisch noch wenig vom späteren Grosz ahnen, die Interaktion der Personen – die beiden mit auffälligem Bauch versehenen Männer, die abschätzig ein im Hintergrund vorbeispazierendes Paar betrachten – deutet schon eher darauf hin.

1911 verließ Grosz die Dresdner Akademie, die zwei Zeichnungen von ihm kaufte[11], und ging nach Berlin. Dort trat er 1912 in die Graphikklasse der Kunstgewerbeschule ein, sein Lehrer war Emil Orlik. Bei diesem vervollkommnete er seine Fähigkeiten im schnellen Skizzieren flüchtiger Situationen. Die Zeichnungen der Jahre 1912/13 bewegen sich hauptsächlich im Milieu von Jahrmarkt, Zirkus, Freak-Show, Verbrechen, Orgien und Erotik. Allein in dieser Weise äußert sich der Bezug zum Zeitgeschehen am Vorabend des Ersten Weltkrieges. *Das Ende des Weges* (Abb. S. 11) ist an Hoffnungslosigkeit kaum zu übertreffen: eine erhängte nackte Frau, unter ihr am Boden das tote Kind und der tote Mann, alles in einem kleinbürgerlichen Interieur. Grosz wird immer als Satiriker bezeichnet – er nennt sich auch selbst oft so –, aber wir sehen hier und in manchen anderen frühen Arbeiten, daß er durchaus auch Realist (nicht Naturalist) ist und es später bleiben wird. Er paßt seine Techniken dem jeweiligen Sujet an. Die Übertreibung, die in den Blättern wahrgenommen wird, ist oft gar keine. Wir werden darauf noch zurückkommen.
1913 ging Grosz für mehrere Monate nach Paris, wo er im Atelier von Colarossi die »Fünf-Minuten-Skizze« übte, eine Technik, die er selbst schon praktiziert hatte. Von der perfekten Beherrschung legen seine Skizzenbücher Zeugnis ab. Noch vor dem Krieg begann Grosz mit der Ölmalerei. Er sah sich als Autodidakt, der von der Zeichnung her kam: »Ich begann aus dem Kopf zu malen, Kompositionen in der Art meiner Zeichnungen, setzte erst die Zeichnung in Tusche auf die Leinwand und malte sie hinterher in Ölfarbe aus. Die Bilder waren von der Linie her gedacht, mehr ausgetuscht als gemalt.« (JN, S. 100)

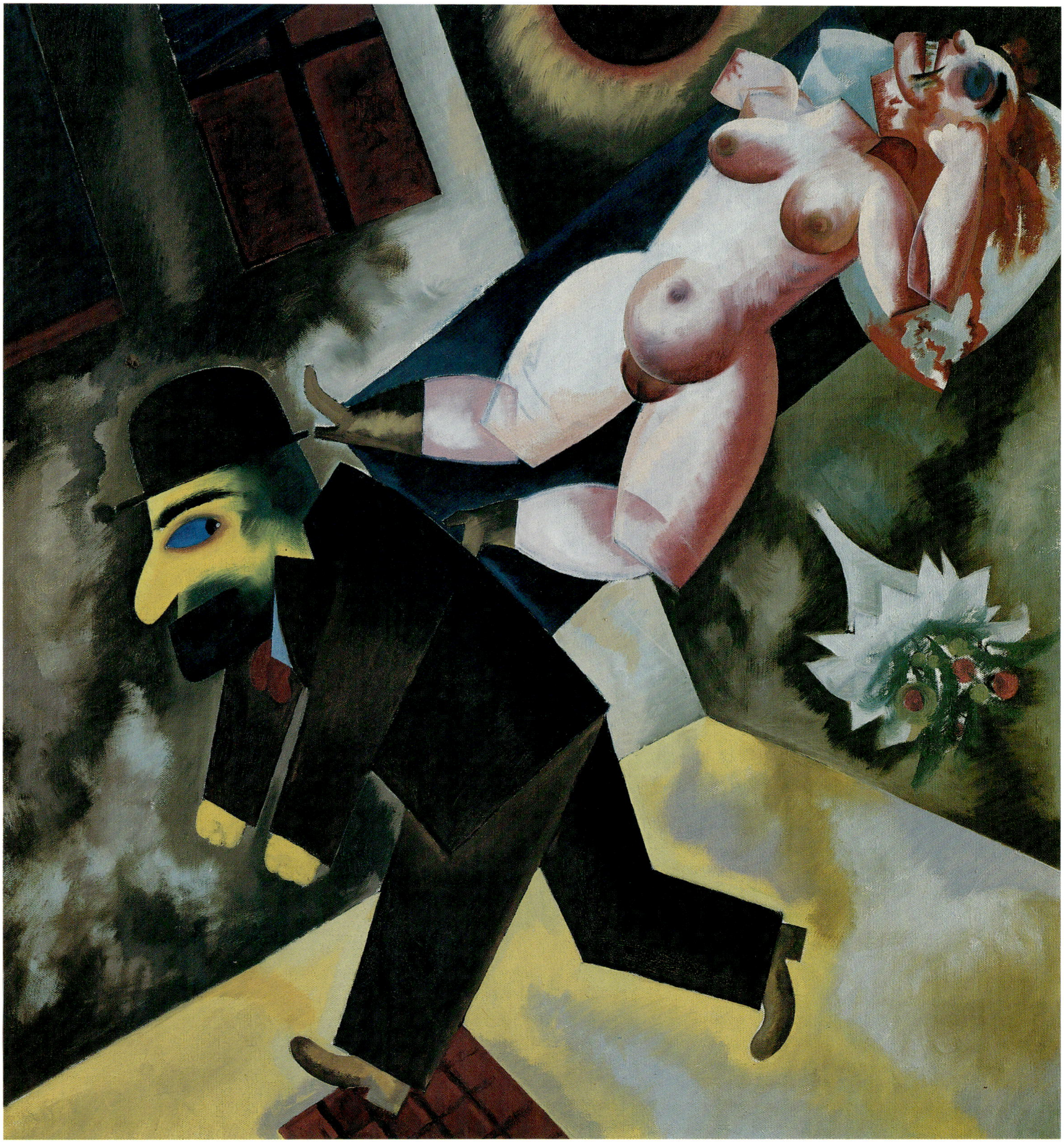

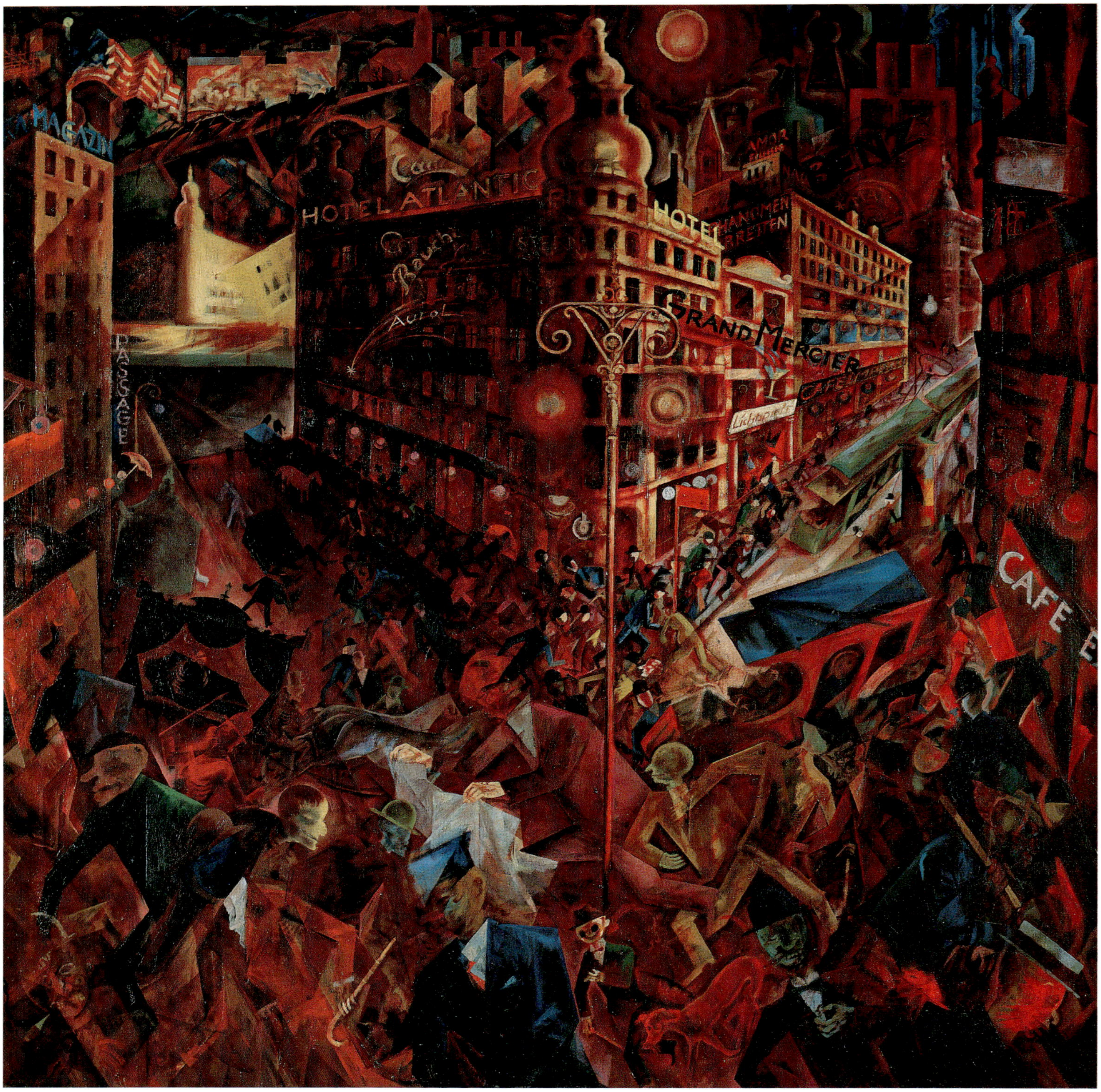
MAGAZIN
HOTEL ATLANTIC
HOTEL
GRAND MERCIER
PASSAGE
CAFE

»Oh Emotion der großen Städte«

Die Zeit des Ersten Weltkriegs: 1914–1918

Grosz zeichnete 1914 die Welt, in diesem Falle die Welt der Großstadt – ein durchgängiges Groszsches Motiv –, als *Pandämonium* (Abb. S. 19). Sein Stil hat sich radikal gewandelt. Unter dem Einfluß von Expressionismus und, vor allem, Futurismus werden die Blätter mit einem Liniengewirr überzogen, mit Figuren, die nur aus Umrissen bestehen, die gewissermaßen transparent sind, um die Simultaneität der Ereignisse zu zeigen. Dargestellt sind Unfälle, Mord, Raub, Geilheit, Vergewaltigung, Hunde, die an abgetrennten Gliedern zerren oder an Mordopfern nagen. Im Vordergrund marschieren finstere Typen mit Hacke, Messer oder Revolver aus dem Bild heraus, um die Katastrophe in die Welt hinauszutragen, wo sie dann tatsächlich stattfand. Zur Inspiration durch Kolportage- und andere Groschenhefte kamen nun noch Kinderzeichnungen und Pissoirkritzeleien, Graffitis hinzu. »So kam ich allmählich zu einem messerharten Stil, dessen ich zur Aufzeichnung meiner damals von absoluter Menschenverneinung diktierten Beobachtungen bedurfte«, schrieb Grosz später.[12]

Grosz, so wird immer wieder betont, zeichnete aus Haß, aus ästhetisch begründeter Misanthropie. Dieser ästhetische Gesichtspunkt ist jedoch ein letztlich moralischer Standpunkt. Er hat, wie Grosz öfter betont – so in seiner durchgehend geäußerten Verachtung der »Masse«, d. h. auch von Vereinen und Parteien jeglicher Couleur –, nur am Rande etwas zu tun mit organisiertem politischen Engagement.

Im November 1914 meldete sich Grosz als Kriegsfreiwilliger, nicht aus überströmendem Patriotismus, sondern um der Einberufung zuvorzukommen und unter Umständen dadurch das Schlimmste zu verhüten, den Fronteinsatz. Wegen einer Stirnhöhlenvereiterung, die operiert werden mußte, wurde er im Mai 1915 als dienstuntauglich entlassen.

Zurück in Berlin, besuchte Grosz das »Café des Westens«, wo sich ein Zirkel von Dichtern und Intellektuellen traf, unter ihnen Theodor Däubler, der 1916 im »Kunstblatt« den ersten Artikel über Grosz veröffentlichte und ihn damit einem größeren Publikum bekanntmachte, die Dichterin Else Lasker-Schüler, die kurzzeitig mit Herwarth Walden, dem Herausgeber der Wochenschrift »Der Sturm« und Inhaber der gleichnamigen Galerie, verheiratet war, der Schriftsteller Gustav Landauer, der nach dem Krieg zusammen mit Kurt Eisner, Erich Mühsam, Ernst Toller und anderen an der Spitze der Münchener Räterepublik stehen sollte, der spätere Dada-Mitbegründer Richard Huelsenbeck, sowie Johannes R. Becher, Franz Jung, Martin Buber und andere.

In diese Zeit fällt auch die Bekanntschaft mit Wieland Herzfelde bei einem Treffen im Atelier des Malers Ludwig Meidner. Mit Herzfelde verband Grosz eine lebenslange Freundschaft, auch wenn sich in späteren

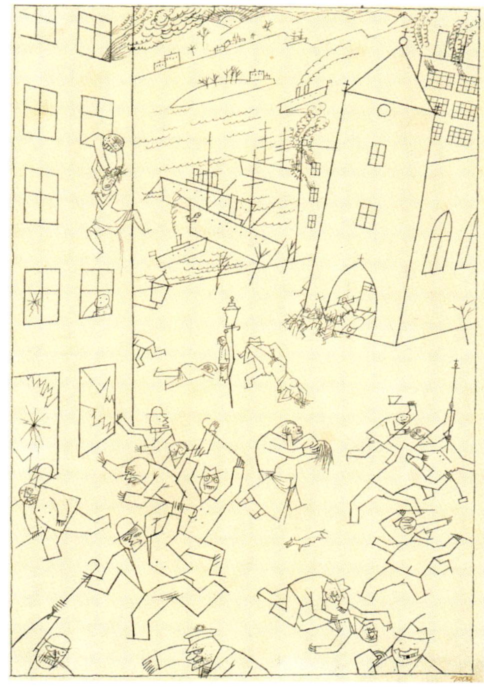

Krawall der Irren, 1915

The City, 1916/17
The City ist Grosz' erstes Ölgemälde, das sich ausdrücklich mit dem Thema Großstadt befaßt. Die Großstadt ist für ihn ein Ort der Apokalypse, in dem sich die Probleme der Menschen auf engstem Raum verdichten, ein Ort individuellen und kollektiven Wahnsinns.

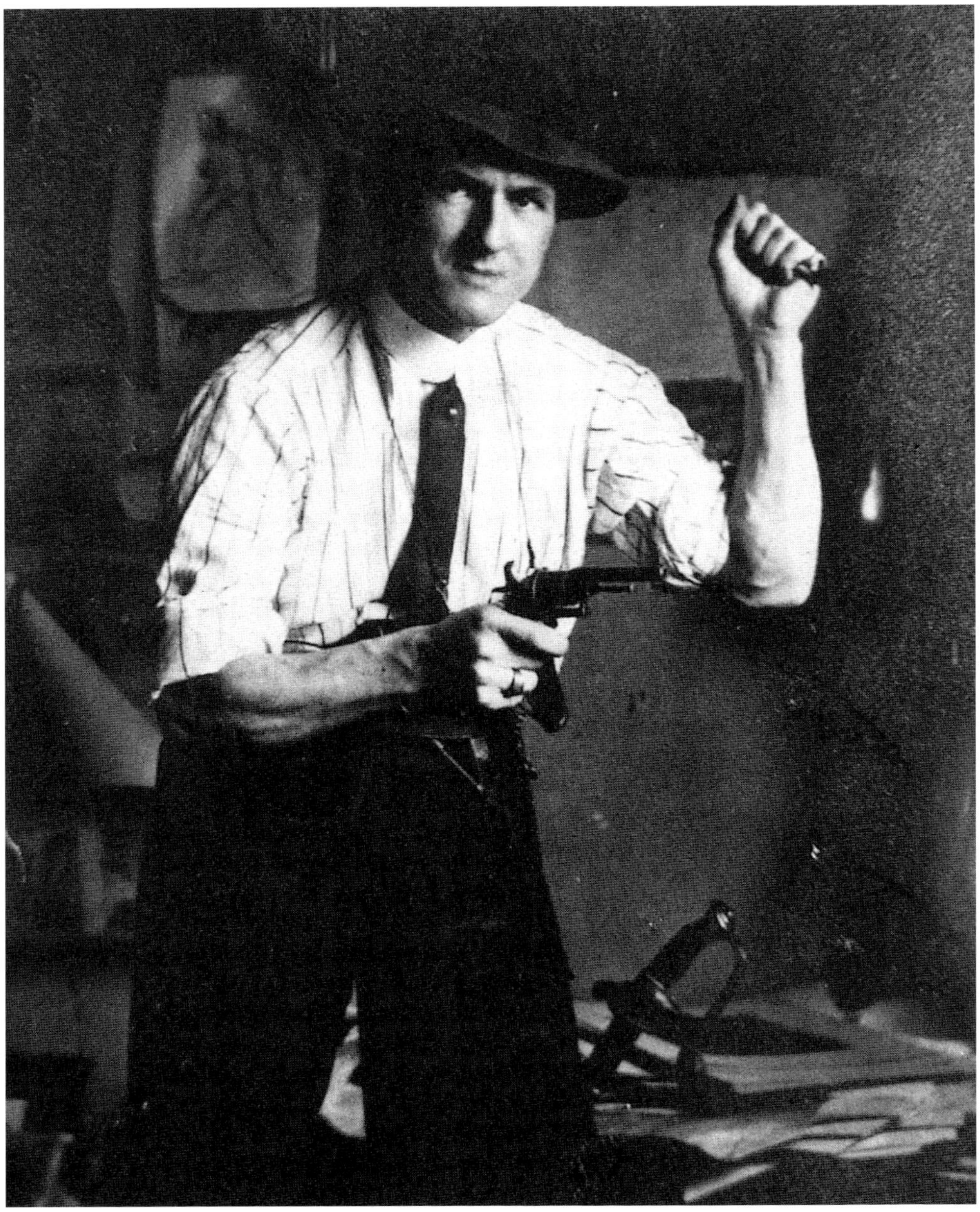

George Grosz mit Hut und Revolver in seinem Atelier, 1918

Jahren, als Grosz dem politischen Engagement abgeschworen hatte, Meinungsverschiedenheiten ideologischer Natur ergaben. Herzfelde hatte gerade die Zeitschrift »Neue Jugend« übernommen, was ihm bei der Zensur Erleichterungen einbrachte, da sie schon seit 1914 existierte. »In solider Aufmachung werden vor allem lyrische Texte mit allgemein oppositionellen Tönen geboten, die sich im Rahmen des ästhetischen Expressionismus halten.«[13] Grosz veröffentlichte dort regelmäßig Gedichte und Zeichnungen, ebenso wie in Franz Pfemferts pazifistisch-kämpferischer, zuerst expressionistischer, dann rätekommunistischer Zeitschrift »Die Aktion«. »Pfemfert wollte der Kunst eine politische Funktion zuweisen. Dies vor allem unterschied ›Die Aktion‹ von den ihr verwandten Zeitschriften, wie Herwarth Waldens ›Der Sturm‹, Karl Kraus' ›Die Fackel‹ oder Alfred Kerrs ›Plan‹«.[14]

Die wieder verstärkt wahrnehmbare Amerikabegeisterung – etwa in Zeichnungen wie *Texasbild für meinen Freund Chingachgook* (Abb. S. 17), die sich auf James F. Cooper bezieht – hatte, neben der Sehnsucht nach dem idealisierten Land der unbegrenzten Möglichkeiten, den in der damaligen Situation plausiblen Grund in der miserablen materiellen Situation Grosz'. An seinen Freund Robert Bell schrieb er 1916: »Es ist

In einem Gedicht Grosz' aus der gleichen Zeit heißt es:
»Den Revolver knall ich ab
früh, wenn ich aus dem Blockhaus trete
breit, mit roter Bluse und braun –
wild bellt der Hund –
und der Papagei singt englisch.«

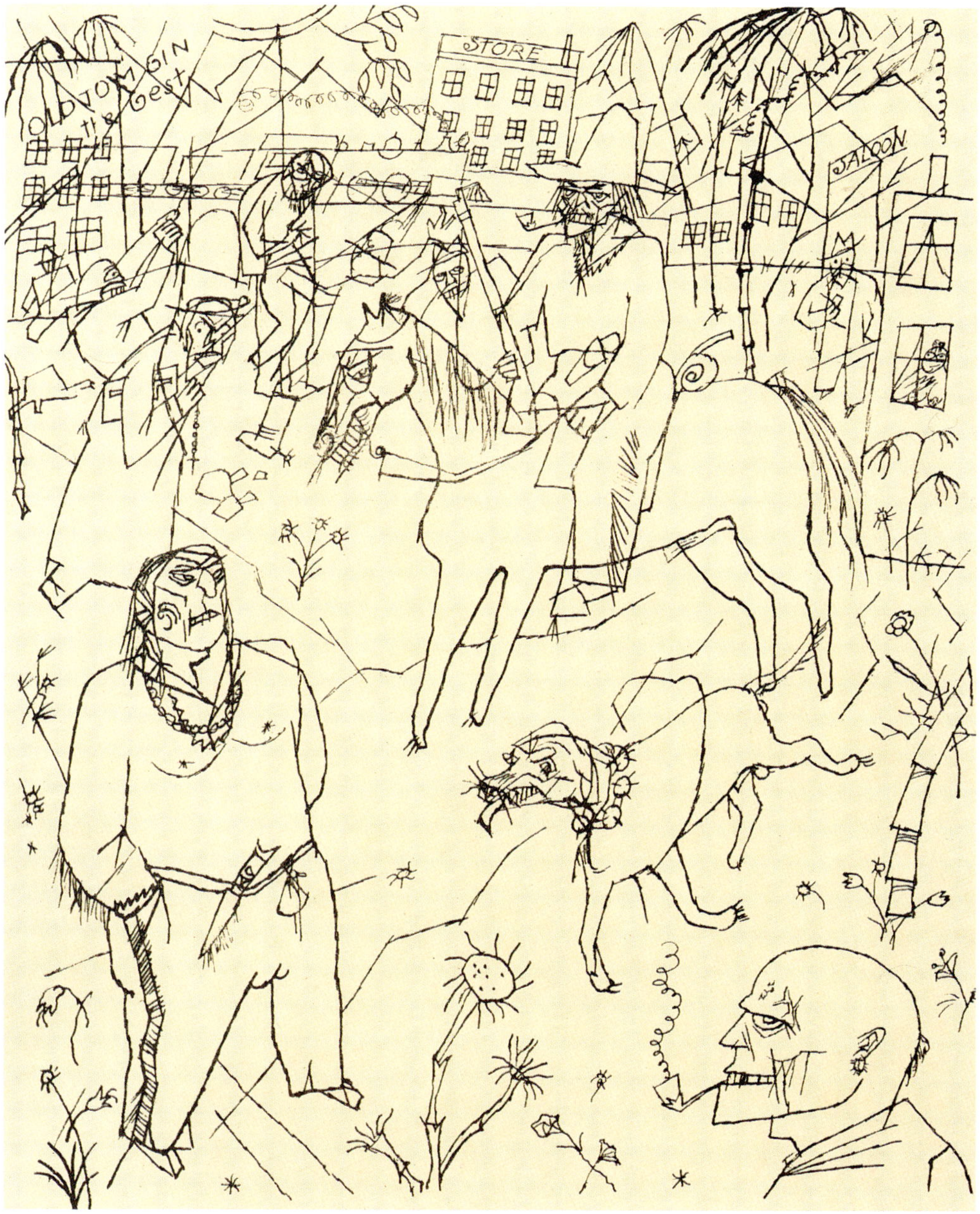

Texasbild für meinen Freund Chingachgook, 1915/16

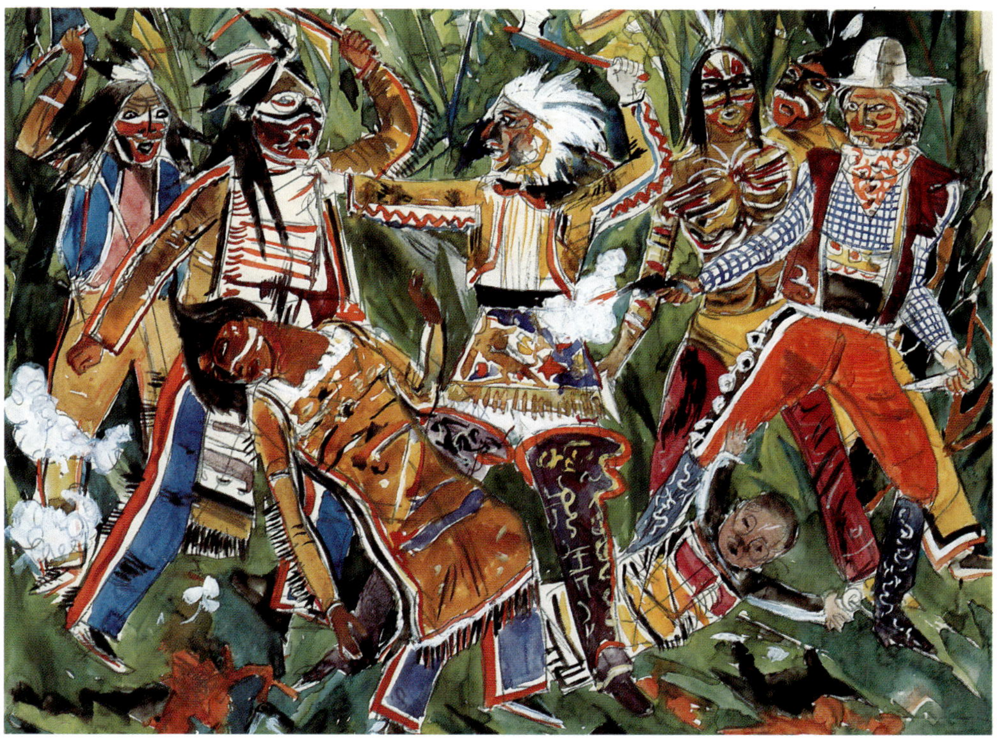

Rudolf Schlichter, **Wild West,** 1922/23
Die Vorliebe von Grosz, Schlichter und anderen für das »gelobte Land« Amerika nährte sich aus Wildwest- und Kolportageromanen und wurde durch die miserable Lage in Deutschland unterstützt. Neben Karl May zählte J. F. Coopers »Lederstrumpf« zu den Hauptinspirationsquellen.

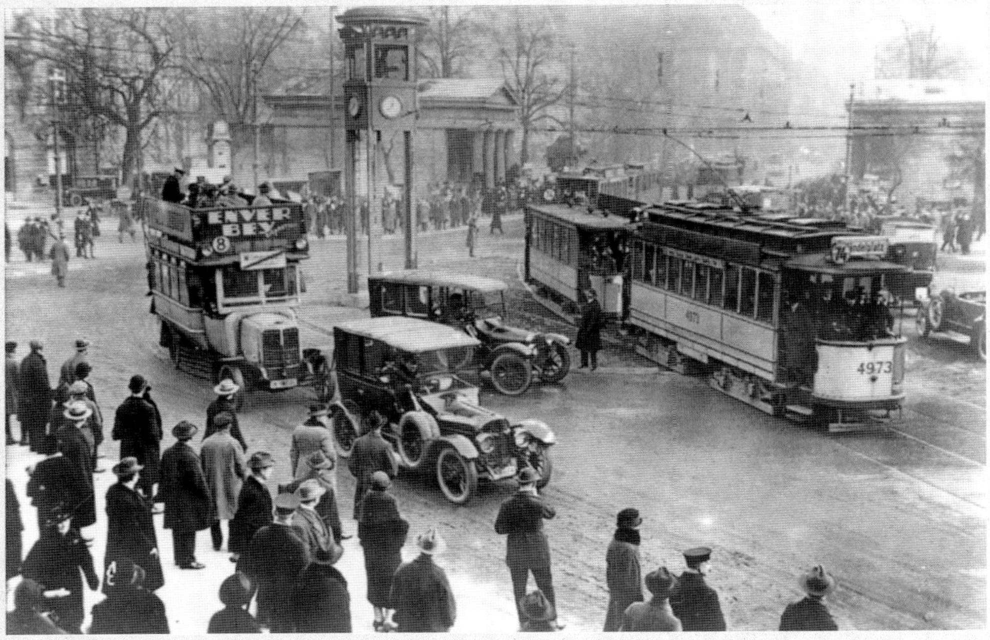

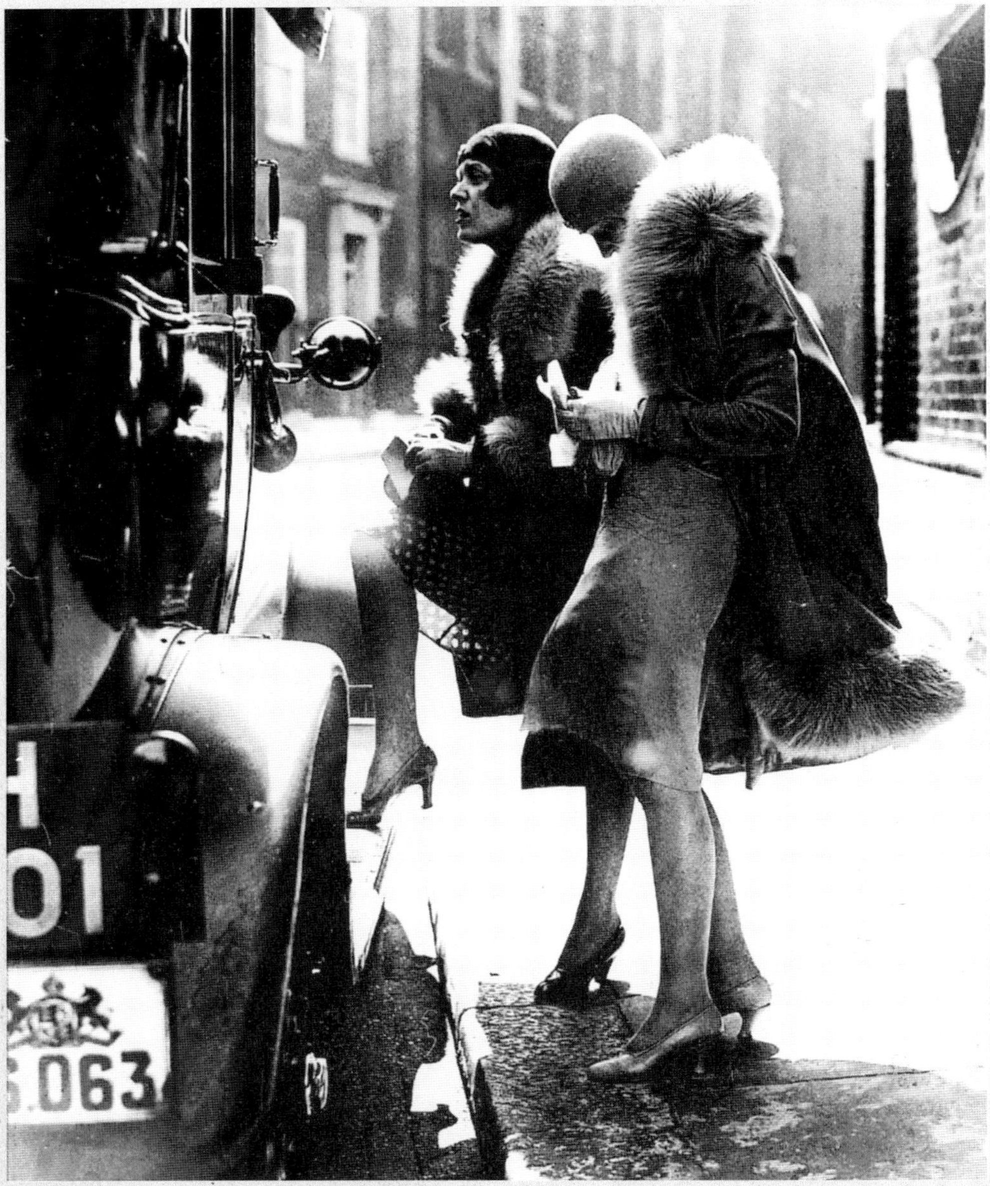

Die Metropole als »Pandämonium«

OBEN:
Großstädtischer Verkehr am Potsdamer Platz in Richtung Leipziger Platz, um 1925

NEBENSTEHEND:
Käufliche Liebe, Berliner Straßenszene, 1929

GEGENÜBER:
Pandämonium, 1914
»Was ich sah, erfüllte mich mit Abscheu und Menschenverachtung«, schrieb Grosz über den Krieg und die deutsche Kriegspropaganda der Jahre 1914–18. In Berlin nahm derweil das großstädtische Leben seinen Lauf. In seiner Zeichnung *Pandämonium* schildert Grosz das alltägliche Leben als ständigen Krieg: Brandstiftung, Vergewaltigung, Hängen, Würgen, Erstechen, Erschlagen, Erschießen ... Es ist die perfekte Hölle auf Erden.

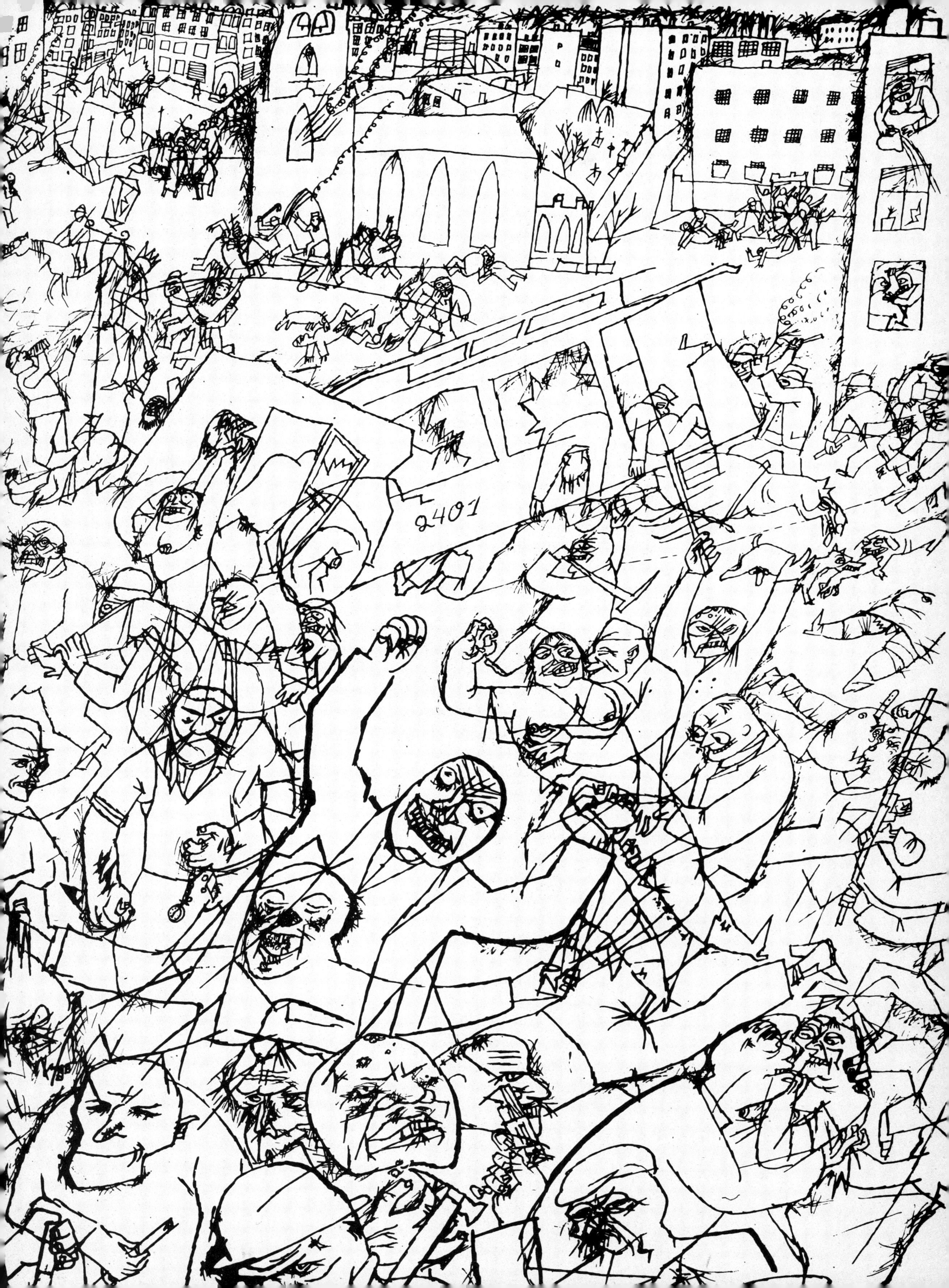
2401

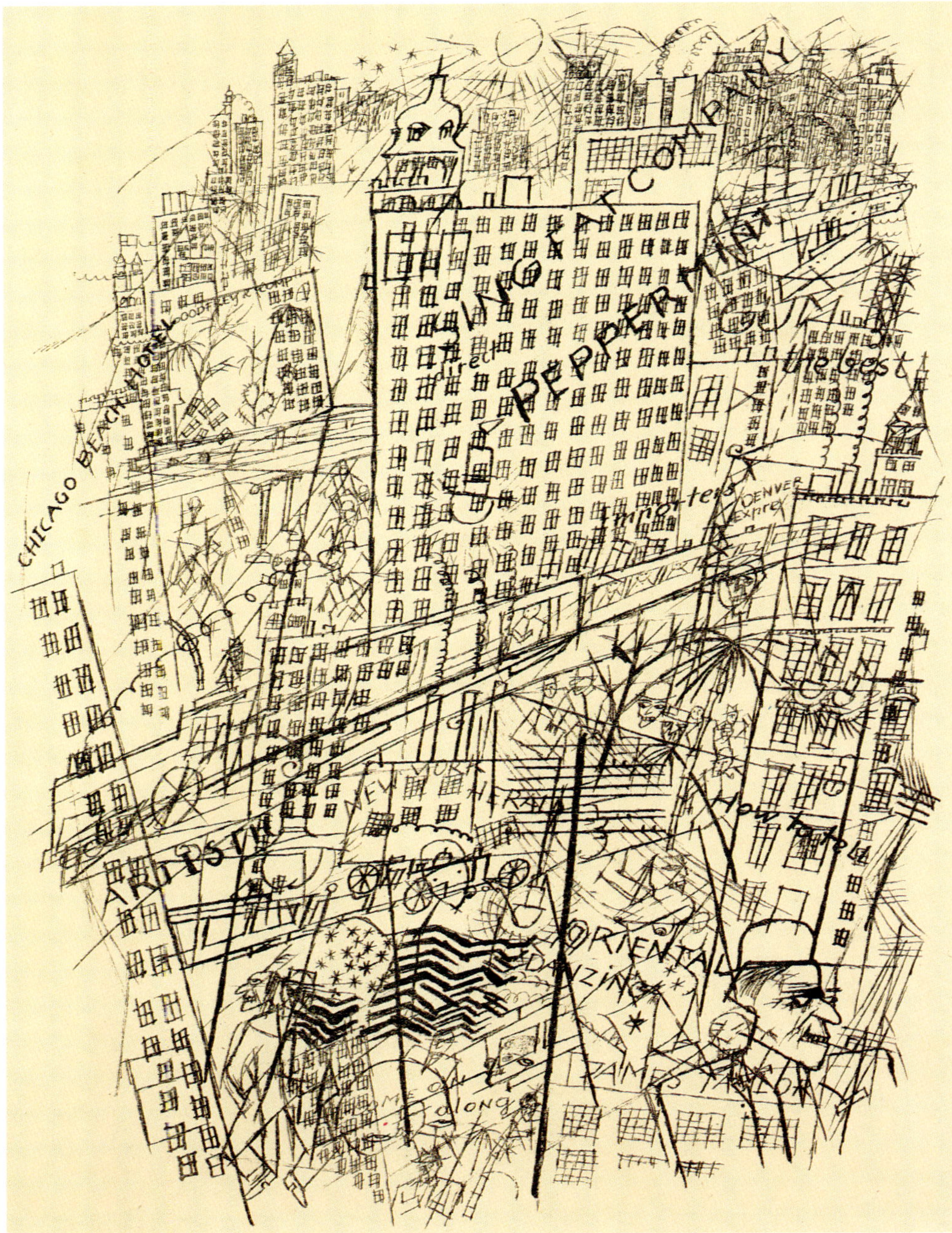

Erinnerung an New York, 1915/16
Obwohl Grosz New York erst 1932 zum ersten Mal sehen sollte, bezeichnete er seine aus Groschenheften gewonnene Vorstellung der Stadt 1915/16 bereits als »Erinnerung«.

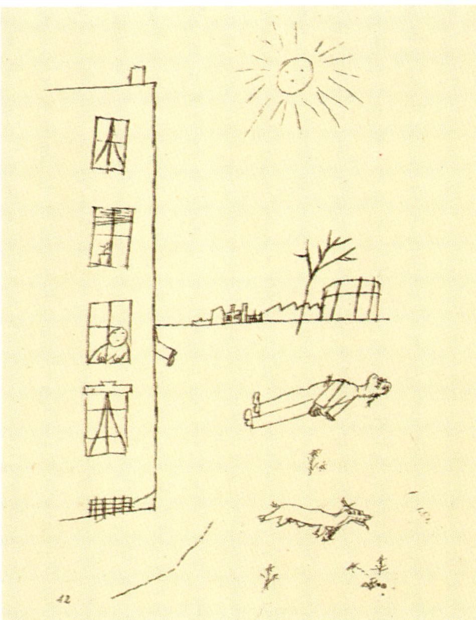

Mord, 1916

auch nicht ohne weiteres romantisch zu nennen, wenn nunmehr der Knabengedanke an Auswanderung nach dem milliardenreichen Siegesland Amerika immer mehr Fuß in meinem Gedankenleben faßt.« Damit hängt auch die Namensänderung von Georg Groß in George Grosz zusammen, ebenso wie die von Helmut Herzfelde in John Heartfield. 1915/16 zeichnete Grosz eine *Erinnerung an New York* (Abb. S. 20), ohne jemals da gewesen zu sein. Die Faszination dieser ihm nur aus Groschenheften bekannten und erträumten Welt spricht auch aus mehreren Gedichten, wie zum Beispiel »New York II« aus der Zeit um 1917:

38 Grad! Wamamaker! Sechstagerennbahn!
Die Menschen sind wie Brühwürstchen in diesem Hexenkessel nass!!
Turmhohe 50 Cent-Bazare kotzen fortwährend Menschen in die Strassen.
Die stinken und dünsten.
38 Grad!
Es weht wie in riesigen Dynamohallen feuchtwarm und ölig,
Irgendwo wachsen rote Knochen aus dem Erdboden,
Ganz aus Eisen und Stahl turmhoch –

Explosion, 1917
Aus dem Expressionismus und aus dem Futurismus erhielt Grosz ebenso Anregungen für die Herausbildung seines Zeichenstils wie von Pissoir-Kritzeleien und Kinderzeichnungen.

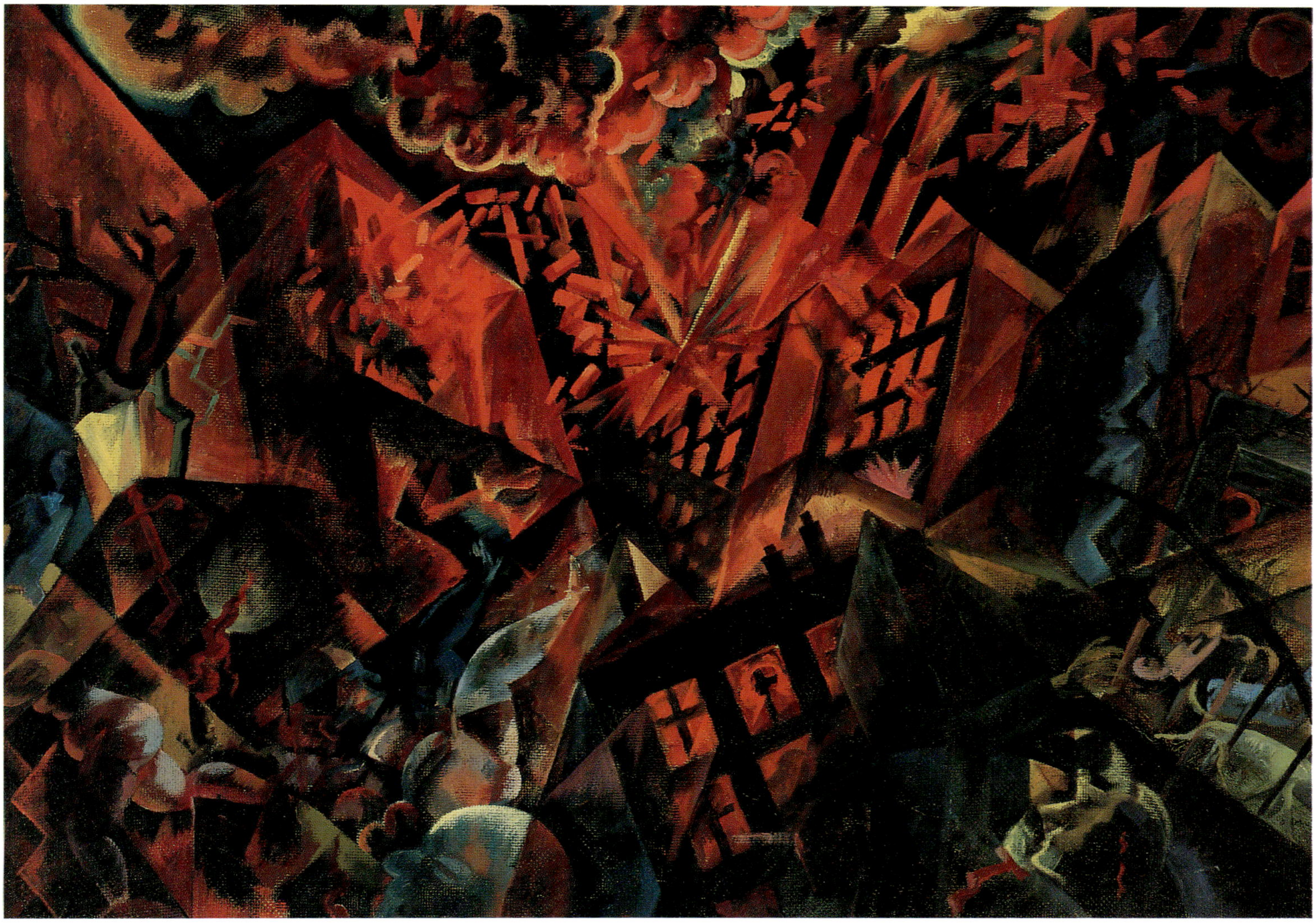

– Schilder grinsen, Buchstaben tanzen
Blau, rot, – Bethlehem Steel Works –
Turmhoch hängen wie Starkästen
Fertige Stocks, Menschenflecke und Krahne
In Fischnetzen von Eisen,
Donnern schnelle Hochbahn und brüllen geil.
Zeitungen explodieren aus Autos –
Und in der 28. Strasse springt ein Mädchen
Aus dem zehnten Stock vor Hitze
– 38 Grad –
Alles dörrt, siedet, zischt, gröhlt, lärmt, trompetet, hupt, pfeift, rötet,
schwitzt, kotzt und arbeitet.[15]

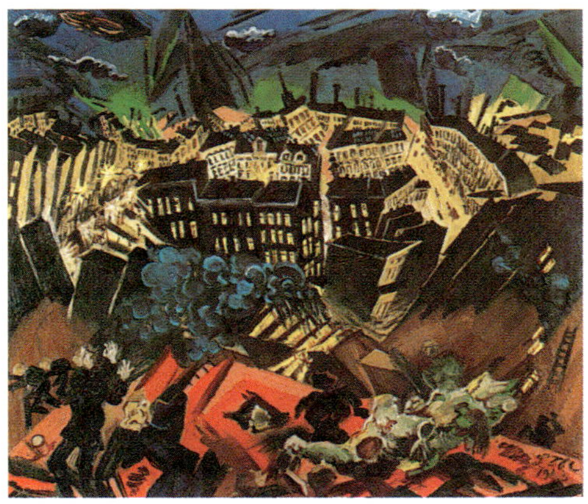

Ludwig Meidner, **Die brennende Stadt,** 1913
Die visionär-apokalyptischen Städtebilder Meidners gehören zu den markantesten expressionistischen Bildfindungen.

Im Jahr 1916 malte Grosz die frühesten bekannten Ölbilder, so *Der Liebeskranke* (Abb. S. 23) und *Selbstmord* (Abb. S. 22). Beide Bilder stehen in einem engen Zusammenhang, sie vermischen expressionistische und futuristische Elemente. Beider Bildraum ist gleichzeitig ein Innen und ein Außen, in das Interieur ragen Hausfassaden hinein. *Der Liebeskranke* wird

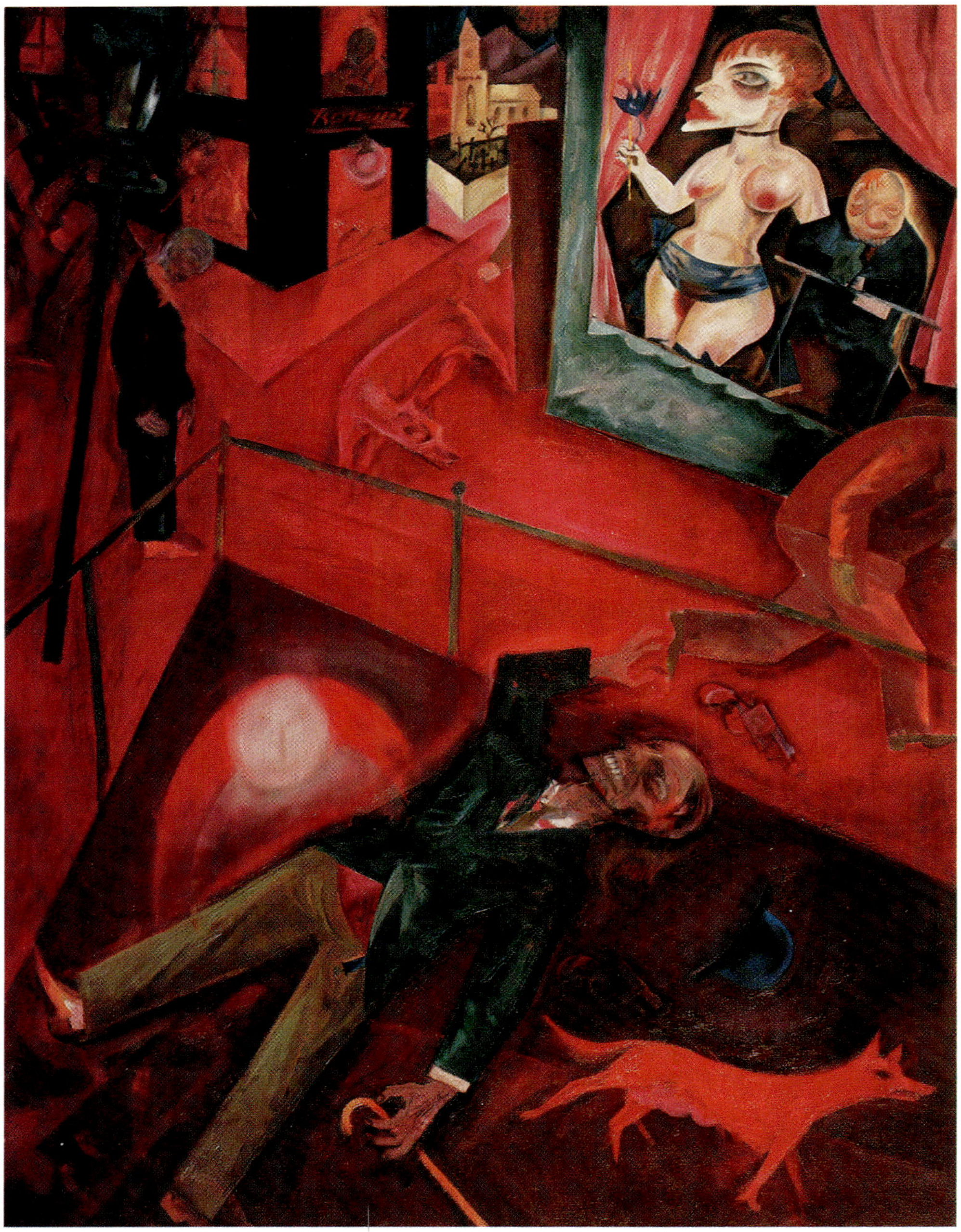

NEBENSTEHEND:
Selbstmord, 1916

UNTEN:
Metropolis, 1917

als Selbstdarstellung beschrieben: Grosz als Dandy mit Spazierstock sitzt an einem Caféhaustisch, auf dem neben einer Flasche und anderen Dingen seine Pfeife liegt. Sein Herz scheint durch den Anzug hindurch, darunter eine Pistole, die die Lösung nahelegt, die in *Selbstmord* dargestellt ist. Beide hoffnungslosen Szenen – sie entsprechen sowohl der persönlichen Situation Grosz' als auch der allgemeinen Lage – sind in dissonante Violett-, Rot- und Grüntöne getaucht. In *Selbstmord* ist der Kontext wieder die Großstadt, für Grosz stellvertretend der Ort des Wahnsinns, der Apokalypse, wie auch schon in einigen Zeichnungen, so etwa *Pandämonium* (Abb. S. 19).

The City ist das erste Gemälde, das sich ausschließlich mit dem Großstadt-Thema befaßt (Abb. S. 14). Grosz malte es, nachdem er erneut zum Militär eingezogen, nach zwei Monaten in eine Nervenheilanstalt gebracht und im Mai endgültig entlassen worden war. Am 30. Juni 1917 charakterisierte er seine Absicht in einem Brief an Otto Schmalhausen, der in der Diktion der bildlichen Darstellung in nichts nachsteht: »Ich stecke voll bis an den Hals hinauf mit Gesichten – und diese Arbeit bedeutet mir

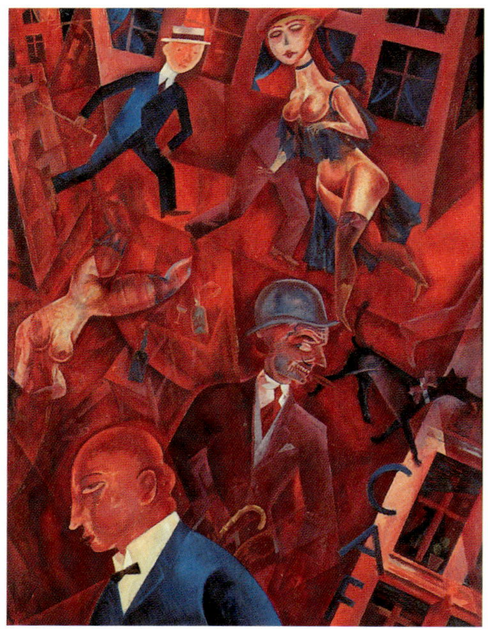

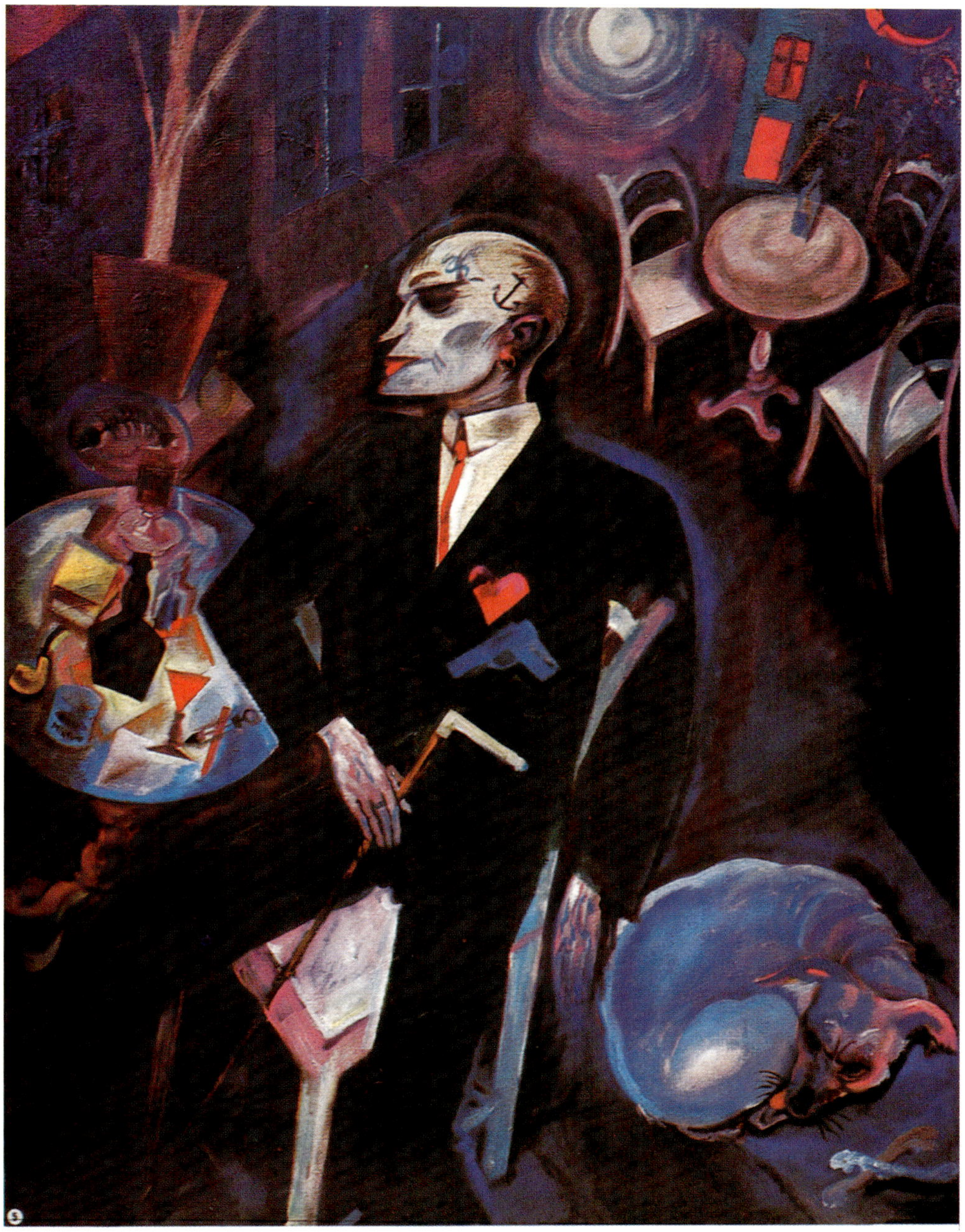

Der Liebeskranke, 1916

Die beiden frühen Ölgemälde *Selbstmord* und *Der Liebeskranke,* die noch expressionistische und futuristische Elemente enthalten, lassen sich thematisch aufeinander beziehen: Durch die Pistole unter dem Herzen des *Liebeskranken* erscheint die Lösung seines Problems nahegelegt. In *Selbstmord* wird die Tat auf einer Art Bühne vollzogen, im Hintergrund die Stadt mit Bordell und Friedhof.

alleinige Emotionen, federnde Erregung, sausende Straßenfront aufs Papier! oder hui? kreist der Sternenhimmel übern roten Kopf, die Elektrische platzt ins Bild, es klingeln die Telefons, Gebärende schreit auf, indes Schlagring und Solingmesser friedlich in der schönen Zuhältertasche schlummern – ach und die Labyrinthe der Spiegel, ihr Straßenzaubergärten! wo Circe die Menschen in Säue abwandelt, komischer Lodenhut mit Stutz, oder den Rume-Tumm-Tiddle-walk im Paléphon, wo der Hörer sich ans Ohr festfängt und Dir die Musik des Grammofons, Palmen sind und Schiffe mit denen Du fortfährst – oder die Gesänge der Schilder, Du goldener Schirn, der Reigen der Buchstaben – und die portweinroten, nierenzerfressenden Nächte, in denen der Mond ist neben Infektion und schimpfendem Droschkenkutscher, und wo im staubigen Kohlenkeller der Würgemord passiert – oh Emotion der großen Städte!«

Das 1917 entstandene Bild *Explosion* (Abb. S. 21) hat Ausnahmecharakter in Grosz' Werk, es zeigt eine starke Ähnlichkeit zu Ludwig Meidners apokalyptischen Großstadtbildern (vgl. Abb. S. 21 unten). Grosz klopfte das Thema Großstadt nach allen Darstellungsmöglichkeiten ab. Die Reihe gipfelt zweifellos in seinem Bild *Widmung an Oskar Panizza* (Abb. S. 25). Grosz beschrieb es rückblickend wie folgt: »In einer seltsamen Straße wälzt sich zur Nacht eine höllische Prozession entmenschter Figuren, in den Gesichtern spiegeln sich Alkohol, Syphilis, Pest. Eine Figur bläst Trompete, eine andere schreit Hurra. Über dieser Menge reitet der Tod auf einem schwarzen Sarg – direkt als Symbol, als Knochenmann. Dieses Bild ging auf meine Vorfahren zurück, die mittelalterlichen Meister Bosch und Bruegel. Auch sie lebten im Zwielicht einer neuen Epoche und formten deren Ausdruck. Ich malte diesen Protest gegen eine Menschheit, die verrückt geworden war.«[16] Vereinzelt und noch relativ klein treten konkrete Gestalten auf, gegen die sich Grosz' Haß, seine Verzweiflung nach dem Kriegserlebnis – nicht nur als ästhetische Opposition – richtete. Wir sehen links unten den mondgesichtigen Pfaffen in Hurra-Pose, beide Hände nach oben gestreckt, das Kreuz wie ein Fähnchen schwenkend. Rechts unten, im Gewühl, entdecken wir Militärs, den blutigen Säbel schwingend, die Trompete blasend, aber daneben auch den Heuchler, der »Bruder« ruft. Die Zerstörung ist universell, der Haß richtet sich gegen alles, die Stadt ist die Hölle, bevölkert von Tieren in Menschengestalt.

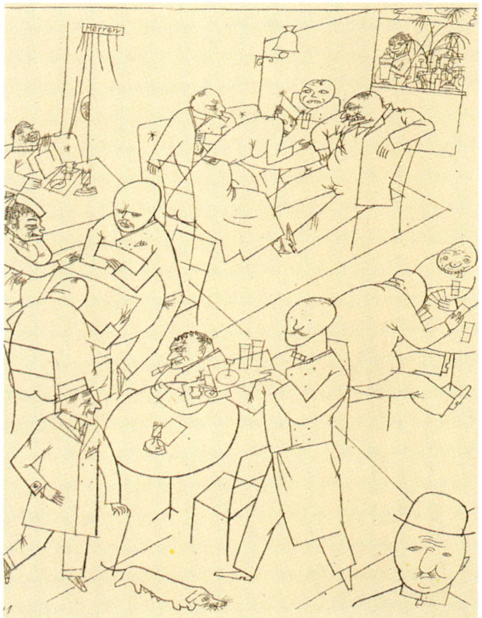

Café, 1915/16

Oskar Panizza, auf den sich Grosz mit diesem Bild bezog, war durch seine extrem religiöse Erziehung zum konsequenten Leistungsverweigerer geworden. Kirche und Militär, jede Art von Autorität war ihm zuwider. Er versuchte, sich selbst schreibend zu therapieren: »Ich bin kein Künstler, ich bin Psichopathe, und benuze nur hie und da die künstlerische Form, um mich zum Ausdruck zu bringen. Mir ist es durchaus nicht um ein Spiel von Form und Farbe zu tun, oder, daß sich das Publikum amüsirt, oder, daß es es gruselt – ich will nur meine Seele offenbaren, dieses jammernde Tier, welches nach Hilfe schreit.–«[17] Panizza stand wegen seiner Äußerungen zweimal vor Gericht – wie es Grosz später auch passieren sollte –, und zwar wegen Religionsvergehen und wegen Majestätsbeleidigung. 1904 wurde er in eine Irrenanstalt bei München eingewiesen. Kurt Tucholsky bezeichnete Panizza als den frechsten und kühnsten, den geistvollsten und revolutionärsten Propheten seines Landes.

Im selben Jahr 1917 veröffentliche Grosz seine ersten beiden Mappen: im Frühjahr die »Erste George Grosz-Mappe«, im Herbst die »Kleine Grosz Mappe«, beide im von Wieland Herzfelde neu gegründeten Malik-Verlag. Sie bestanden aus lithographierten Zeichnungen der letzten Jahre und waren in der »Neuen Jugend« annonciert worden.

Unter dem Eindruck des sinnlosen Kriegserlebnisses entstand 1918 die bekannte Zeichnung *KV/Die Gesundbeter* (Abb. S. 28). Vor dem Musterungsausschuß untersucht ein Arzt ein bebrilltes, zerfressenes, angemodertes Skelett und befindet: »KV« (kriegsdienstverwendungsfähig). Das Blatt ist eine Reaktion auf die befürchtete und dann auch erfolgte erneute Einberufung. Kein Kolportagemotiv wie Mord, Lustmord, Ausschweifung oder Ähnliches ist hier das Thema, sondern eine ganz konkrete und für Grosz selbst als bedrohlich empfundene Situation. In der Folgezeit wird Grosz die direkte Anklage und die scharfe Analyse der gesellschaftlichen Zustände anhand genau beobachteter und auf eine allgemeine Ebene gehobener Einzelfälle weitertreiben. Er wird Typen schaffen, die repräsentativ sind, die aber in ihrer Typik nachvollziehbar bleiben. Es ist eine Konsequenz aus der Einsicht, daß die Kolportage, um ein Wort Siegfried Kracauers zu variieren, die verlogensten Vorbilder vielleicht aus dem Leben stiehlt.

Widmung an Oskar Panizza, 1917/18
»In einer seltsamen Straße wälzt sich zur Nacht eine höllische Prozession entmenschter Figuren, in den Gesichtern spiegeln sich Alkohol, Syphilis, Pest. Eine Figur bläst Trompete, eine andere schreit Hurra. Über dieser Menge reitet der Tod auf einem schwarzen Sarg – direkt als Symbol, als Knochenmann.«

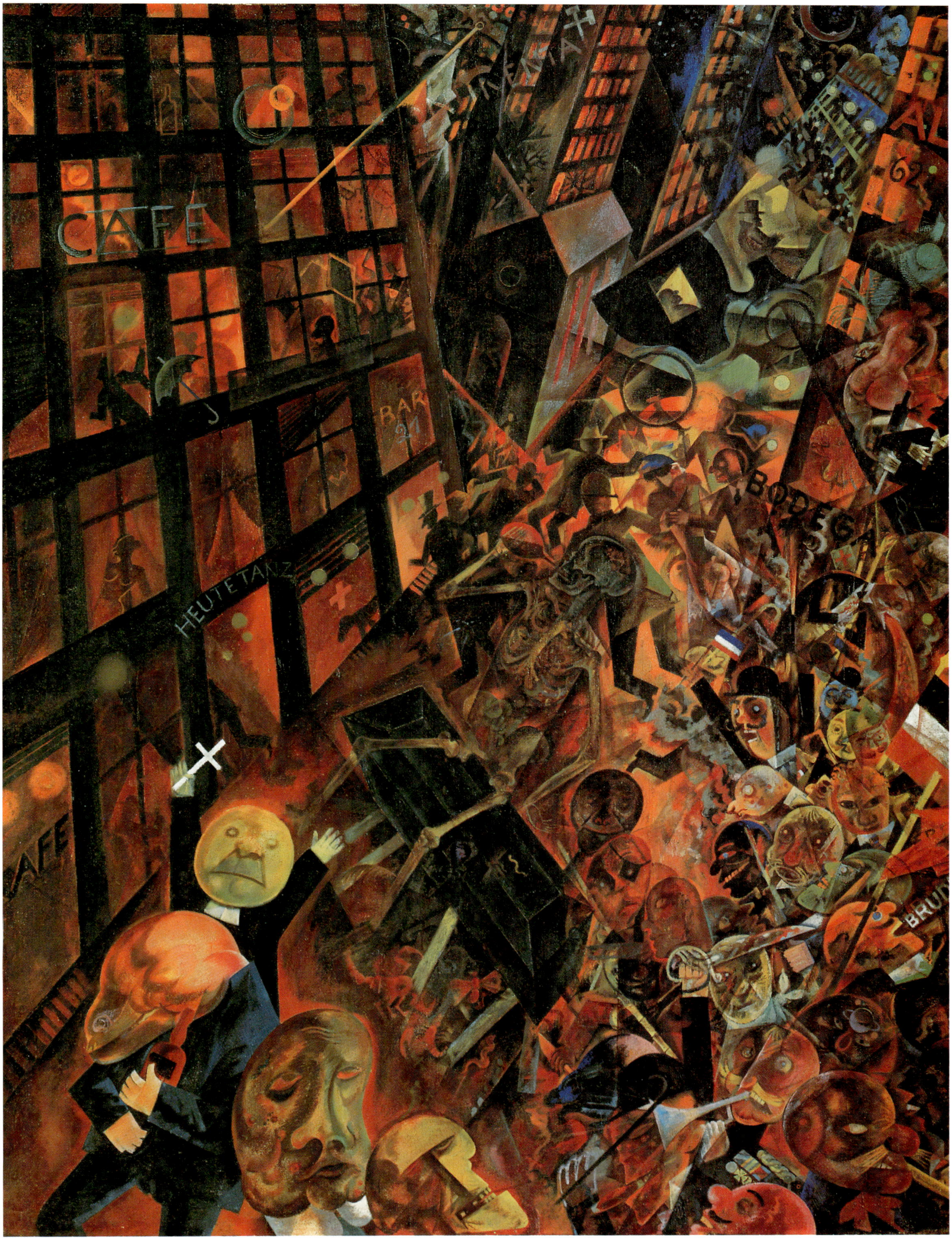
CAFÉ
BAR 21
HEUTETANZ
BODEGA
62

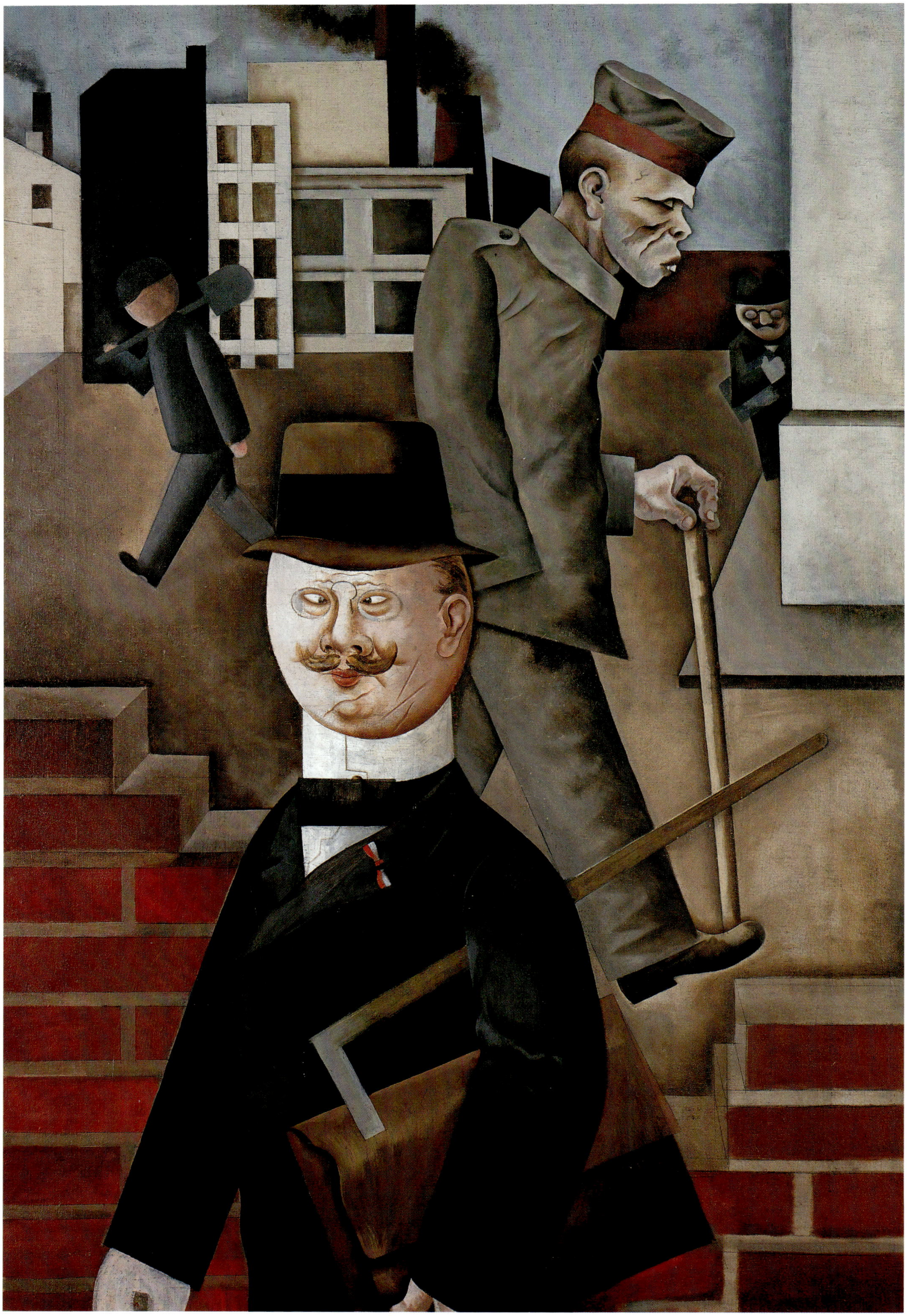

Revolution und Dada

Die Jahre der Politisierung: 1918–1920

»Die deutsche Revolution von 1918«, so Sebastian Haffner, »war eine sozialdemokratische Revolution, die von den sozialdemokratischen Führern niedergeschlagen wurde: ein Vorgang, der in der Weltgeschichte kaum seinesgleichen hat.«[18] Am 9. November 1918 rief der Mehrheitssozialist Philipp Scheidemann die Republik aus, am 6. Februar 1919 trat in Weimar die Nationalversammlung zusammen, und am 11. August desselben Jahres unterzeichnete der neue Reichspräsident Ebert die neue Verfassung. Die Ereignisse in den letzten Monaten des Jahres 1918 überschlugen sich. Die Revolution hatte mit dem Kieler Matrosenaufstand am 4. November begonnen und führte überall im Land zur Bildung von Arbeiter- und Soldatenräten (Sowjets) nach dem Vorbild der russischen Revolution. Am 7. November wurden in München die Wittelsbacher – Ludwig III. – gestürzt und mit Beteiligung der Mehrheitssozialisten eine sozialistische Volksregierung unter Kurt Eisner (USPD) gebildet. In Berlin proklamierte am selben Tag, an dem Scheidemann die Republik ausrief, Karl Liebknecht »die freie sozialistische Republik Deutschland«. Der kommunistische Spartakusbund erklärte am 10. November in einem Aufruf sein Mißtrauen gegen die »Regierungssozialisten« wie Ebert und Scheidemann, was, wie sich später herausstellen sollte, völlig berechtigt war, da Ebert mit dem Chef der Obersten Heeresleitung, Groener, ein geheimes Bündnis schloß. Damit wurde garantiert, daß sich der status quo nicht wesentlich verändern sollte, und es wurde die Bekämpfung des Bolschewismus beschlossen. Der Revisionist Ebert setzte in der Folgezeit mit Hilfe des Reichswehrministers Gustav Noske die Niederschlagung der Revolution durch. Noske bediente sich der rechtslastigen und nationalistischen Freikorps zur Ausführung dieses Unternehmens. Am 15. Januar 1919 wurden in Berlin Karl Liebknecht und Rosa Luxemburg, die Symbole dieser Revolution, in Berlin ermordet und ihre Leichen in den Landwehrkanal geworfen. Grosz' Zeichnung zu diesem Anlaß, *Remember* (Abb. S. 30), zeigt als Schuldige keine konkreten Personen, sondern einen Richter als Verkörperung der Justiz. Diese war, wie schon der zeitgenössische Heidelberger Statistikprofessor Emil Julius Gumbel analysierte und prognostizierte, zu einem wesentlichen Teil mitverantwortlich für den Untergang der Weimarer Republik. Sein Buch »Verräter verfallen der Feme! Opfer, Mörder, Richter 1919–1929«, das 1929 in Berlin erschien, trug eine Zeichnung von Grosz auf dem Umschlag.

Durch eine Reichsexekution, d. h. mit Hilfe der Reichswehr und der Freikorps, wurde im Frühjahr die Münchner Räterepublik blutig niedergeschlagen. Die Zeichnung Grosz' wurde zuerst in der illustrierten Wochenschrift der Unabhängigen Sozialdemokratie Deutschlands (USPD) »Die

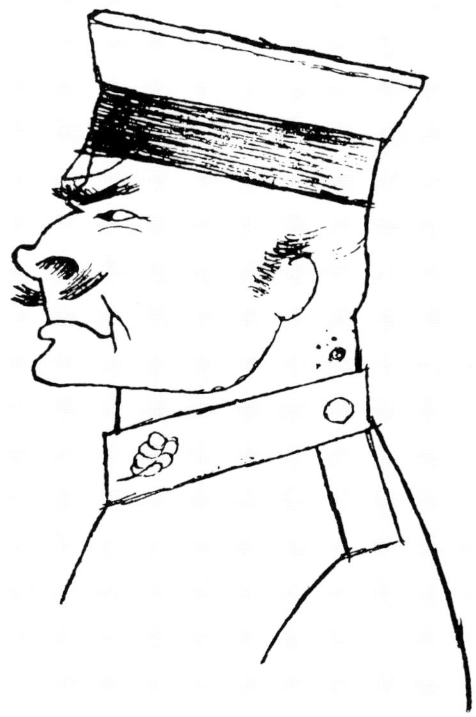

Die deutsche Pest, 1919

Grauer Tag, 1921
Der Architektenwinkel, den der deutschnationale Spießer im Vordergrund unter dem Arm trägt, offenbart ihn als den Errichter der Mauer zwischen seiner Welt und der Welt der Arbeiter.

Die Kommunisten fallen und die Devisen steigen, 1919

In einem Text, der 1920/21 in »Der Gegner« veröffentlicht wurde, richtete Grosz einen Apell an die Künstler seiner Zeit: »Es ist ein Irrtum, zu glauben, wenn einer Kreisel malt, Kuben oder tiefseelisches Gewirr – er sei dann, vielleicht im Gegensatz zu Makart, revolutionär. (...) *Eure Pinsel und Federn, die Waffen sein sollten, sind leere Strohhalme.* Geht aus euren Stuben heraus, wenn es euch auch schwer wird, hebt eure individuelle Absperrung auf, laßt euch von den Ideen der arbeitenden Menschen erfassen und helft ihnen im Kampf gegen die verrottete Gesellschaft.«

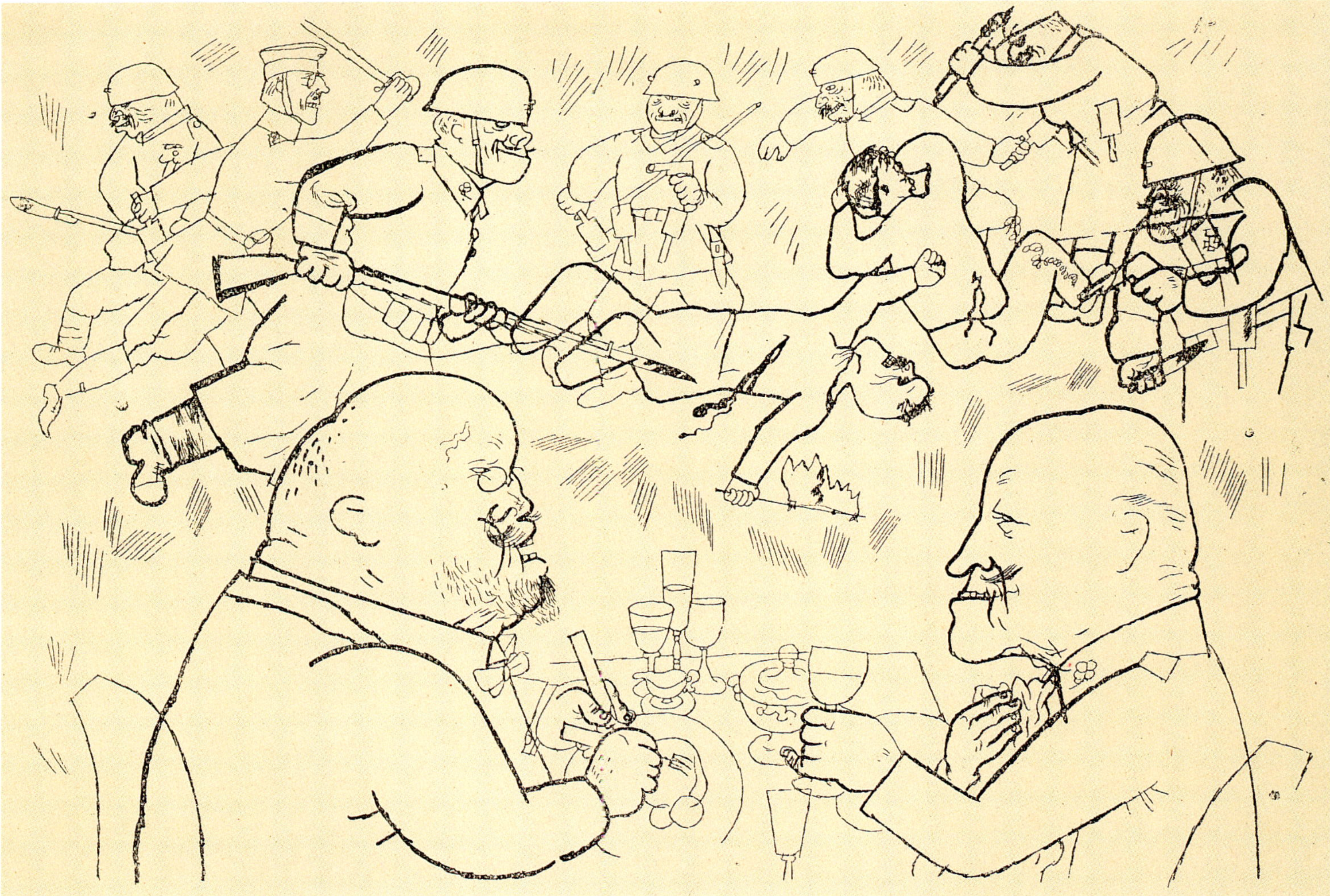

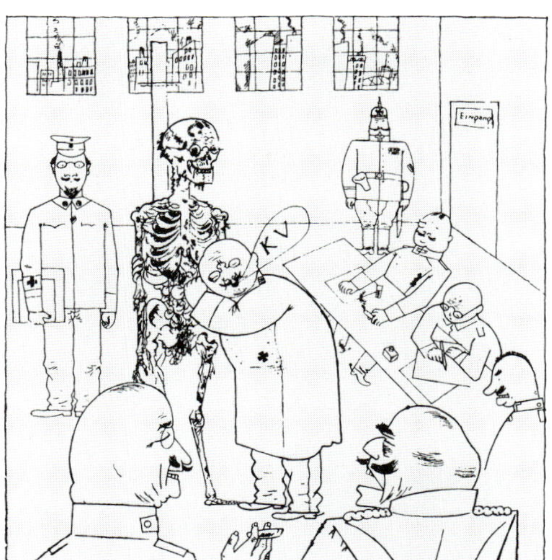

KV / Die Gesundbeter, 1918

freie Welt« im Juni 1919 unter dem Titel *Das Wasser spült die März-Gemordeten an Land...* (Abb. S. 31) veröffentlicht. Die Stadtsilhouette ist an den stilisierten Frauentürmen unschwer als die Münchens zu erkennen.

Es folgte 1919 noch ein Putschversuch von rechts, als General von Lüttwitz und der unbekannte ostpreußische Politiker Wolfgang Kapp mit zwei aufgelösten Freikorps zum Marsch auf Berlin bliesen. Die Regierung Ebert mußte fliehen, und Noske stellte fest, daß er sich auf die Reichswehr nicht verlassen konnte. Ein Generalstreik beendete die Farce. Zur gleichen Zeit, ermutigt durch die Wirkung des Generalstreiks, besetzte die Rote Armee der Kommunisten das Ruhrgebiet; prompt griff die Reichswehr ein. Noske trat zurück. Die Gewichte waren nun verteilt, was sich in der Wahl im Juni 1920 nur noch bestätigte: In der Minderheitsregierung unter dem Zentrumspolitiker Fehrenbach saß kein einziges Mitglied der Linken mehr, auch nicht der Mehrheitssozialisten.

Grosz wurde Ende 1918 zusammen mit Wieland Herzfelde und dessen Bruder John Heartfield Mitglied der kommunistischen Partei, des Spartakusbundes. Zur Unterstützung der Revolution gründeten sie Anfang 1919

Die Anfangsjahre der Weimarer Republik, 1918–1923, waren von schweren politischen und wirtschaftlichen Krisen begleitet. Die herrschende SPD ging ein Zweckbündnis mit Teilen der Reichswehr und den alten bürokratischen Machtträgern ein, um sich gegen revolutionäre Bewegungen von links und rechte Putschversuche zu behaupten. Die linken Gesellschaftskritiker, zu denen Grosz gehörte, sahen in dieser Politik einen Verrat an der Arbeiterklasse. In der Tat sollte es sich erweisen, daß die Gefahr, die der jungen Demokratie von links drohte, überbewertet, die von rechts drohende dagegen nicht ernst genommen wurde.

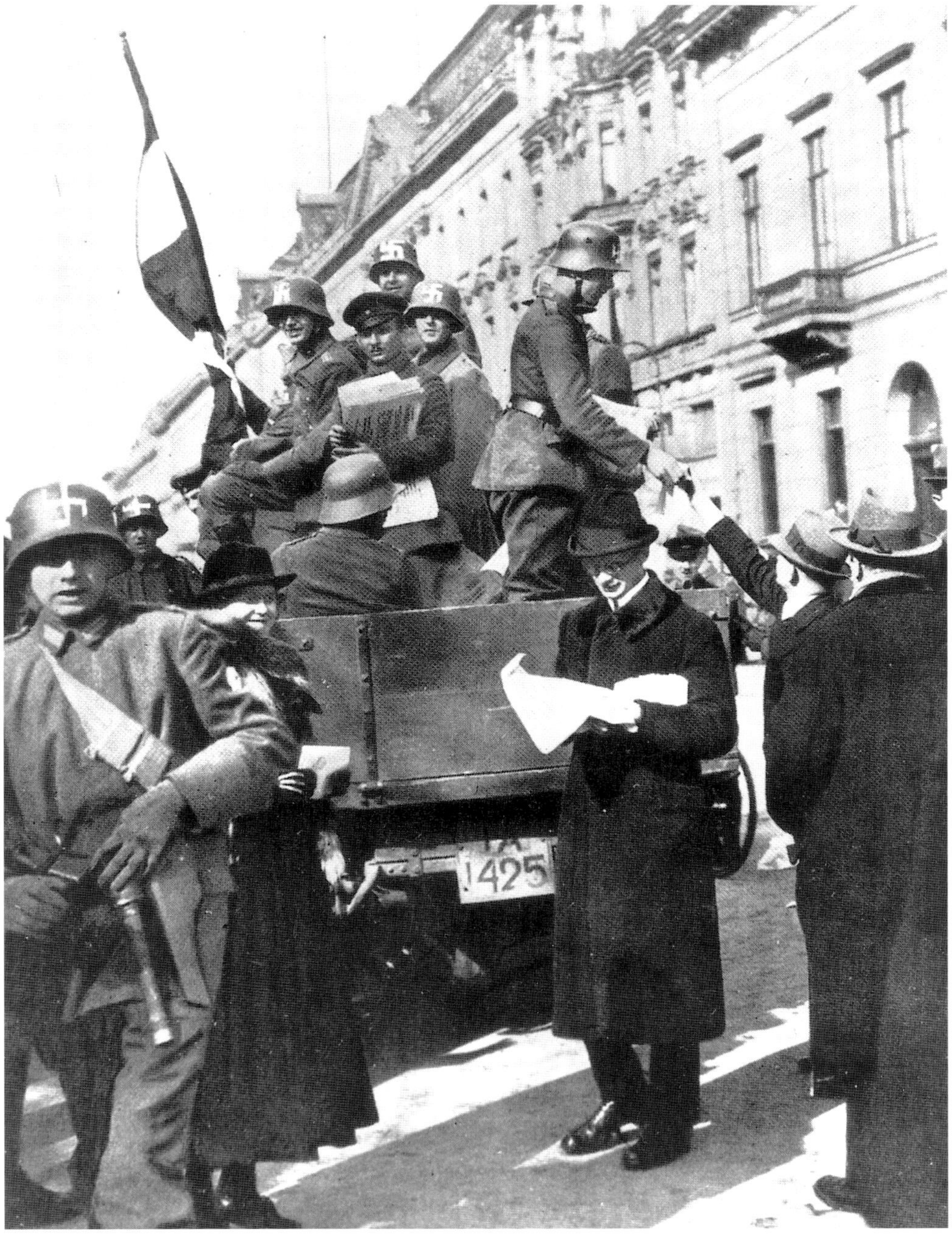

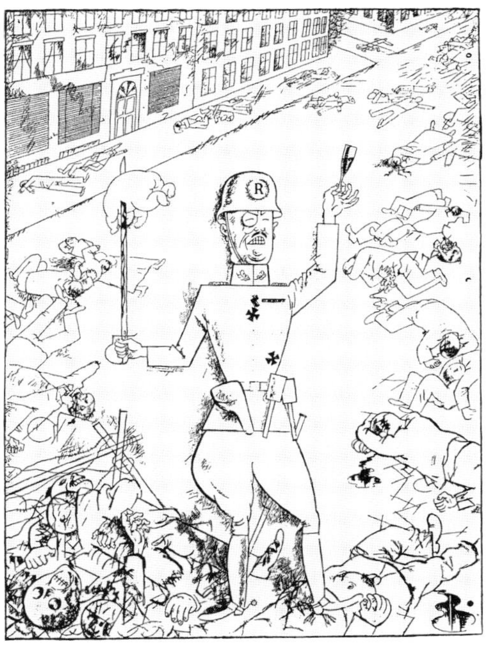

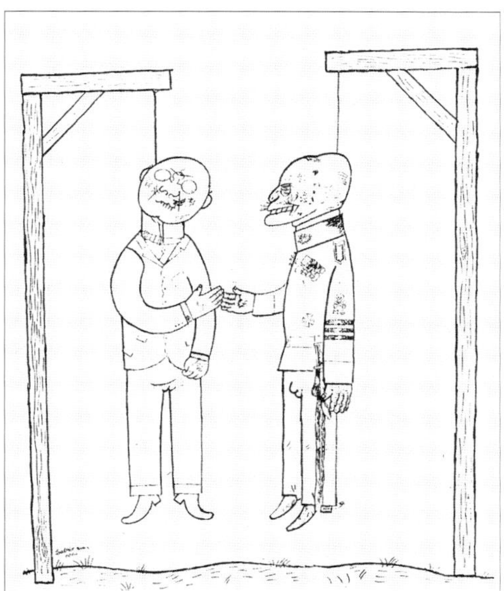

OBEN:
Soldaten rechter Putschtruppen mit Hakenkreuz am Potsdamer Platz, 1920

LINKS:
»Prosit Noske! – Das Proletariat ist entwaffnet«, 1919

NEBENSTEHEND:
Kapital und Militär wünschen sich: »Ein gesegnetes neues Jahr!«, 1920

Fememorde und politische Justiz

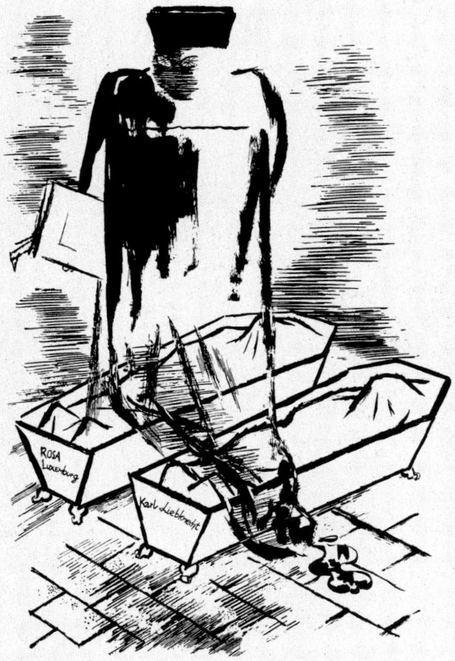

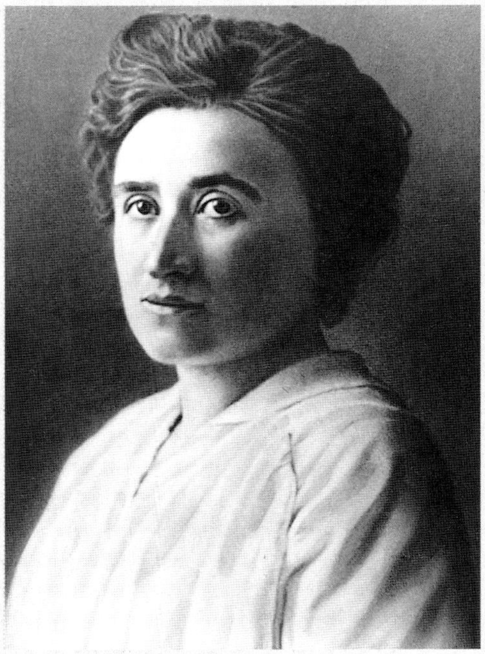

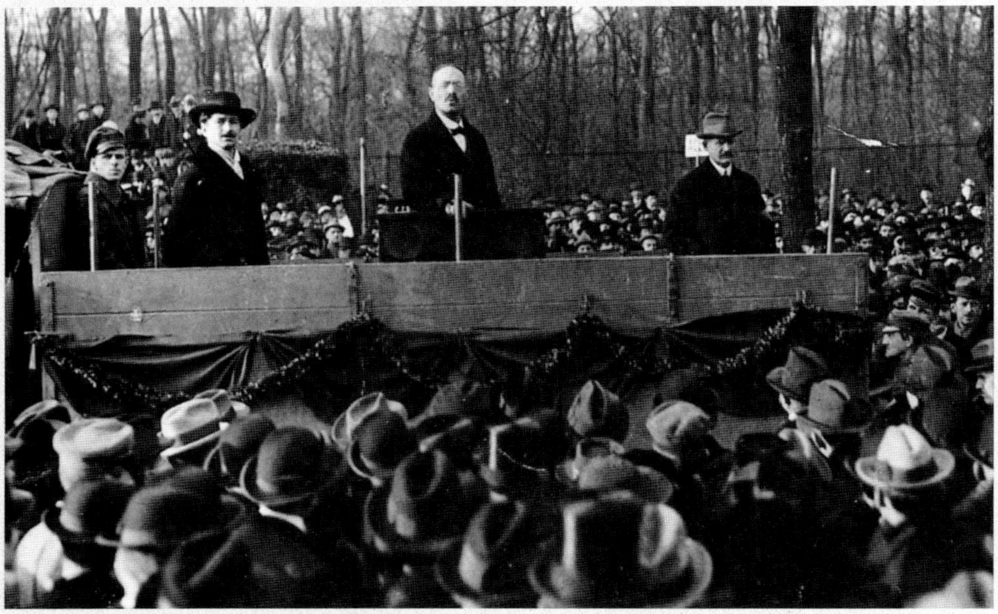

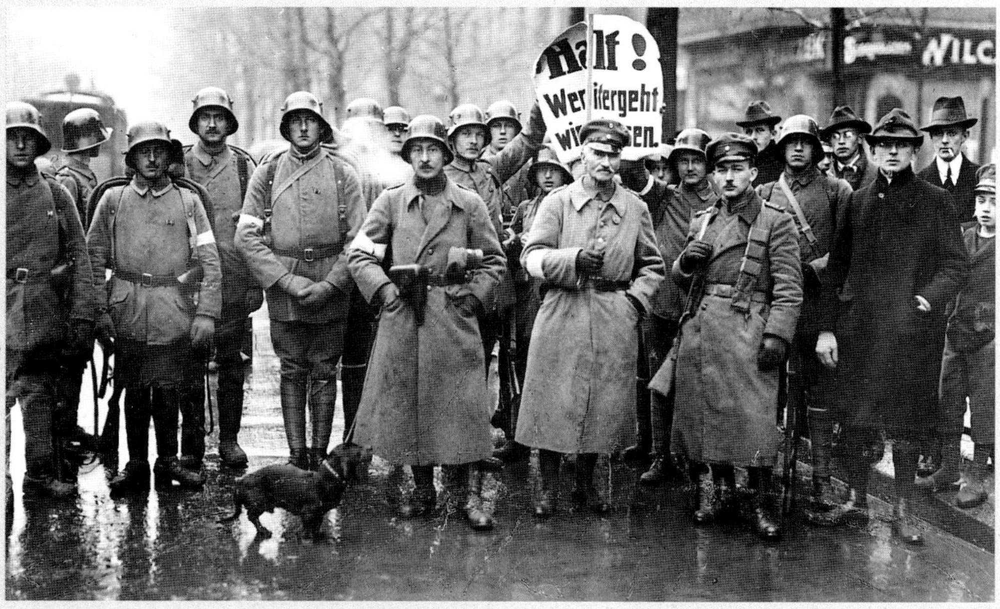

OBEN LINKS:
Remember (Vergeßt es nicht!), 1931

OBEN RECHTS:
Porträt Rosa Luxemburgs

MITTE:
Karl Liebknecht bei einer Ansprache im Berliner Tiergarten, 1918

NEBENSTEHEND:
Spartakusaufstand in Berlin, 1919

GEGENÜBER:
Das Wasser spült die März-Gemordeten an Land . . ., 1919

Politische Morde, meist von rechts, waren in der Weimarer Republik an der Tagesordnung. Zu den prominentesten Opfern gehörten die sozialistischen Politiker Rosa Luxemburg und Karl Liebknecht. 1919 wurden sie von Freikorpssoldaten ermordet.
Auf seinem Blatt *Remember* (Abb. oben links) stellte Grosz nicht die tatsächlichen Mörder in den Mittelpunkt des Bildes, sondern einen Richter als Vertreter der Justiz. Diese war aufgrund ihrer Blindheit gegen rechte Gewalt nicht unwesentlich am Untergang der Weimarer Republik beteiligt.

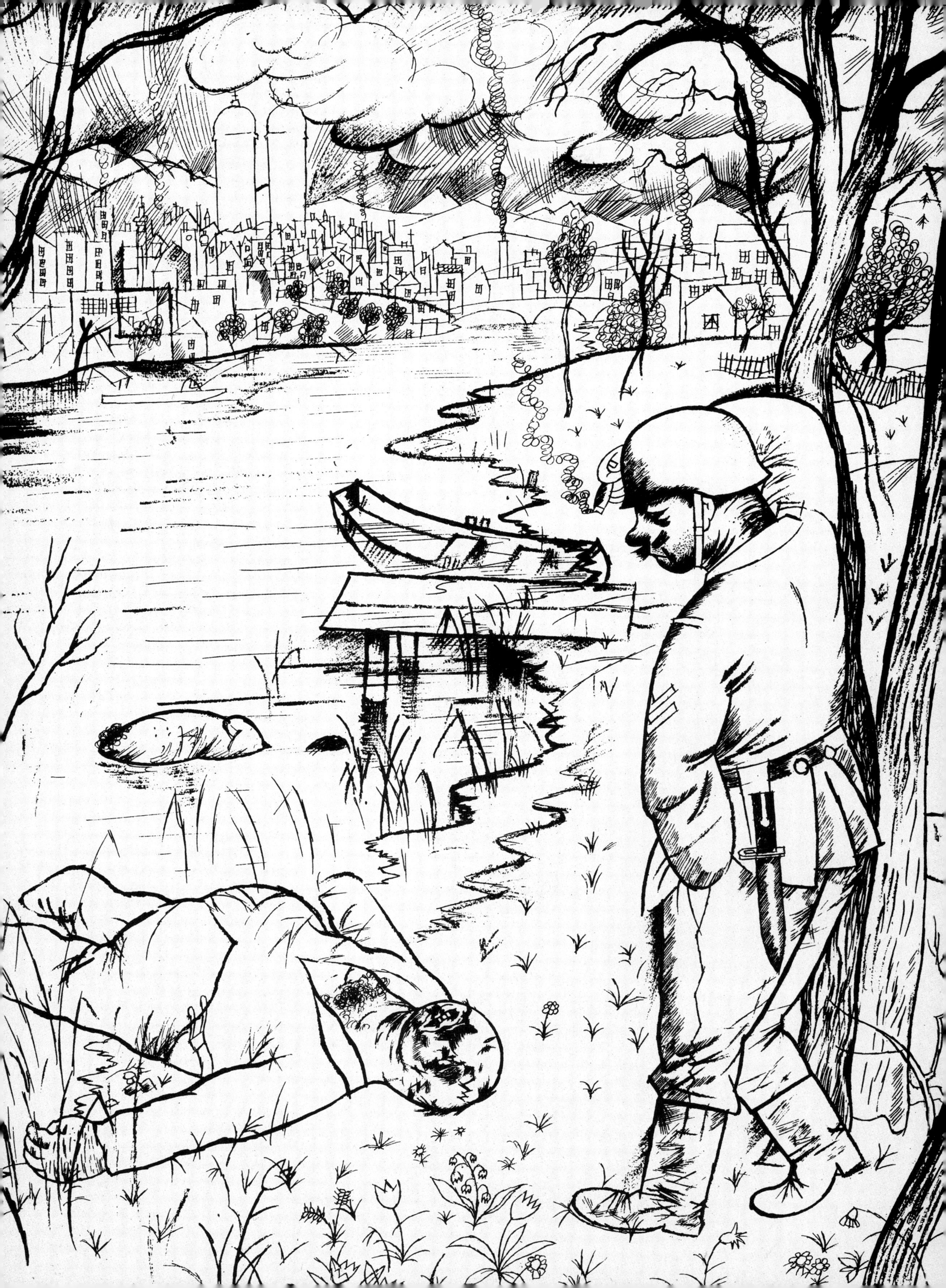

die satirische Zeitschrift »Jedermann sein eigner Fußball«, die sofort bei Erscheinen verboten wurde. Die nächste, gleich darauf folgende Publikation hieß »Die Pleite«, deren zweite Nummer nicht mehr erscheinen konnte, da Wieland Herzfelde in »Schutzhaft« genommen worden war. »Schutzhaft« hieß dann auch die Nachfolgepublikation der »Pleite«. Bis zur sechsten Nummer erschien sie legal, die folgenden vier Nummern wurden nach dem Verbot der Zeitschrift illegal auf den Markt gebracht. Grosz war bei einigen Ausgaben Mitherausgeber und steuerte viele Zeichnungen bei.[19]

»Künstlerisch«, so Grosz, »waren wir damals ‹Dadaisten›.« (JN, S. 129) Richard Huelsenbeck brachte die Dada-Ideen von Zürich, wo 1916 die ersten Dada-Abende im »Cabaret Voltaire« stattgefunden hatten, nach Berlin. Dort hatte der Dadaismus, wie er schrieb, eine andere Zielrichtung: »Während die Dadaisten der Ententeländer unter der Führung von Tristan Tzara, unter Dadaismus heute noch nicht viel anderes verstehen als ›l'art abstrait‹, hat Dada in Deutschland, in dem die psychologischen Voraussetzungen für eine Tätigkeit in unserem Sinne ganz andere sind als in der Schweiz, in Frankreich und in Italien, einen ganz bestimmten politischen Charakter angenommen.«[20]

Dada »begann« noch während des Krieges, als Reaktion auf den Wirklichkeit gewordenen Irrsinn. Huelsenbeck polemisierte in seiner »Geschichte des Dadaismus« ausgiebig gegen die, wie er meinte, Salondadaisten à la Tzara. Zusammen mit Raoul Hausmann verfaßte er ein dadaistisches Programm:

»Der Dadaismus fordert:
1. die internationale revolutionäre Vereinigung aller schöpferischen und geistigen Menschen der ganzen Welt auf dem Boden des radikalen Kommunismus,
2. die Einführung der progressiven Arbeitslosigkeit durch umfassende Mechanisierung jeder Tätigkeit. Nur durch die Arbeitslosigkeit gewinnt der Einzelne die Möglichkeit, über die Wahrheit des Lebens sich zu vergewissern und endlich an das Erleben sich zu gewöhnen,
3. die sofortige Expropriation des Besitzes (Sozialisierung) und kommunistische Ernährung aller, sowie die Errichtung der Allgemeinheit gehörender Licht- und Gartenstädte, die die Menschen zur Freiheit entwickeln.«

Außerdem trat »Der dadaistische revolutionäre Zentralrat«, so war das Programm unterzeichnet, ein für »a) die öffentliche tägliche Speisung aller schöpferischen und geistigen Menschen auf dem Potsdamer Platz (Berlin)« bis hin zu »k) sofortige Regelung aller Sexualbeziehungen im international dadaistischen Sinne durch Errichtung einer dadaistischen Geschlechtszentrale.«[21]

Programm war die Zerstörung, die in der – geplanten – Selbstzerstörung endete. Dada war, von Zürich ausgehend, eine Bewegung, die sich in unterschiedlichen Ausformungen in Paris, New York, Berlin, Köln und Hannover etablierte. In Frankreich entwickelte sich aus dem Dadaismus, vereinfacht gesprochen, der Surrealismus, mit dem der Kölner Dada-Max (Ernst) sympathisierte. Kurt Schwitters in Hannover war eine Ausnahmeerscheinung.

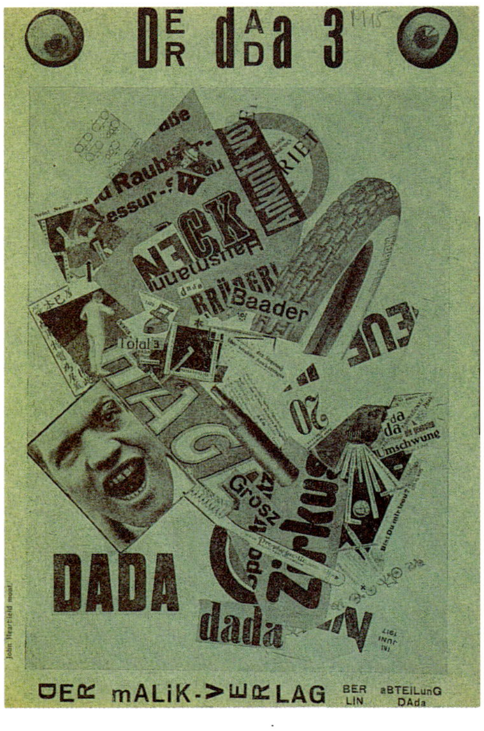

John Heartfield, **Der dada 3**, 1920
John Heartfield war der Bruder von Wieland Herzfelde, dem Gründer des Malik Verlages. Bekannt wurde Heartfield durch seine politischen Fotomontagen für die »Arbeiter Illustrierte Zeichnung« und die »Volksillustrierte«.

Zwischen 1917 und 1919 entstand Grosz' Bild *Deutschland, ein Wintermärchen* (Abb. S. 33), der Titel nach Heinrich Heine. Es gilt als eine der Inkunabeln der zeitkritischen Kunst im 20. Jahrhundert. In der Mitte des Bildes, wieder umgeben vom chaotisch-irrsinnigen Treiben der Großstadt, sitzt der feiste Spießer, etwas erstaunt blickend, sich an Messer und Gabel festhaltend. Ein Teller mit abgenagtem Knochen steht vor ihm, daneben

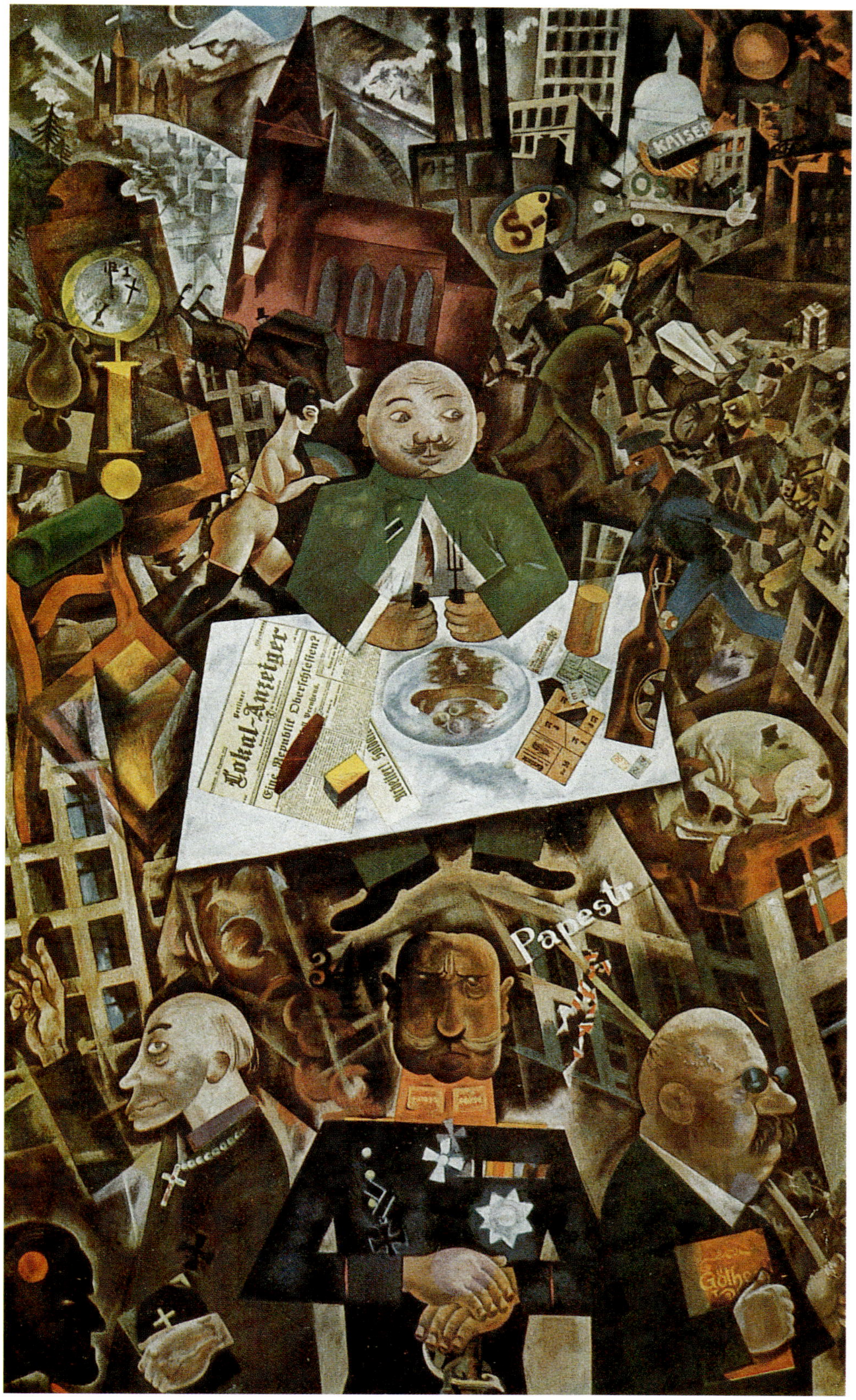

Deutschland, ein Wintermärchen, 1917/19
Den Titel des Bildes übernahm Grosz von Heinrich Heine, der in seinem gleichnamigen Epos von 1844 die deutschen Verhältnisse seiner Zeit mit beißendem Witz bloßgestellt hatte. Grosz setzte das kritische Geschäft Heines mit seinen bildnerischen Mitteln fort.

eine Flasche Bier mit dem Eisernen Kreuz auf dem Etikett. Auf der anderen Seite liegt der »Lokal-Anzeiger«. Seine Bedürfnisse sind damit befriedigt. Die Garanten dafür finden sich in der unteren Bildhälfte: der Pfaffe, der Militär und der Lehrer, aufgequollen mit Pausbacken, Kartoffelnase, Doppelkinn, Speckfalten am Nacken, mit dem Stock in der Hand und dem »Göthe« unter dem Arm. Das Thema der unteren Bildhälfte wird Grosz 1926 in *Stützen der Gesellschaft* (Abb. S. 73) noch einmal aufnehmen. Links unten im Bild sehen wir das schemenhafte, scherenschnittartige Profil des Malers mit wütend vorgestrecktem Kinn.

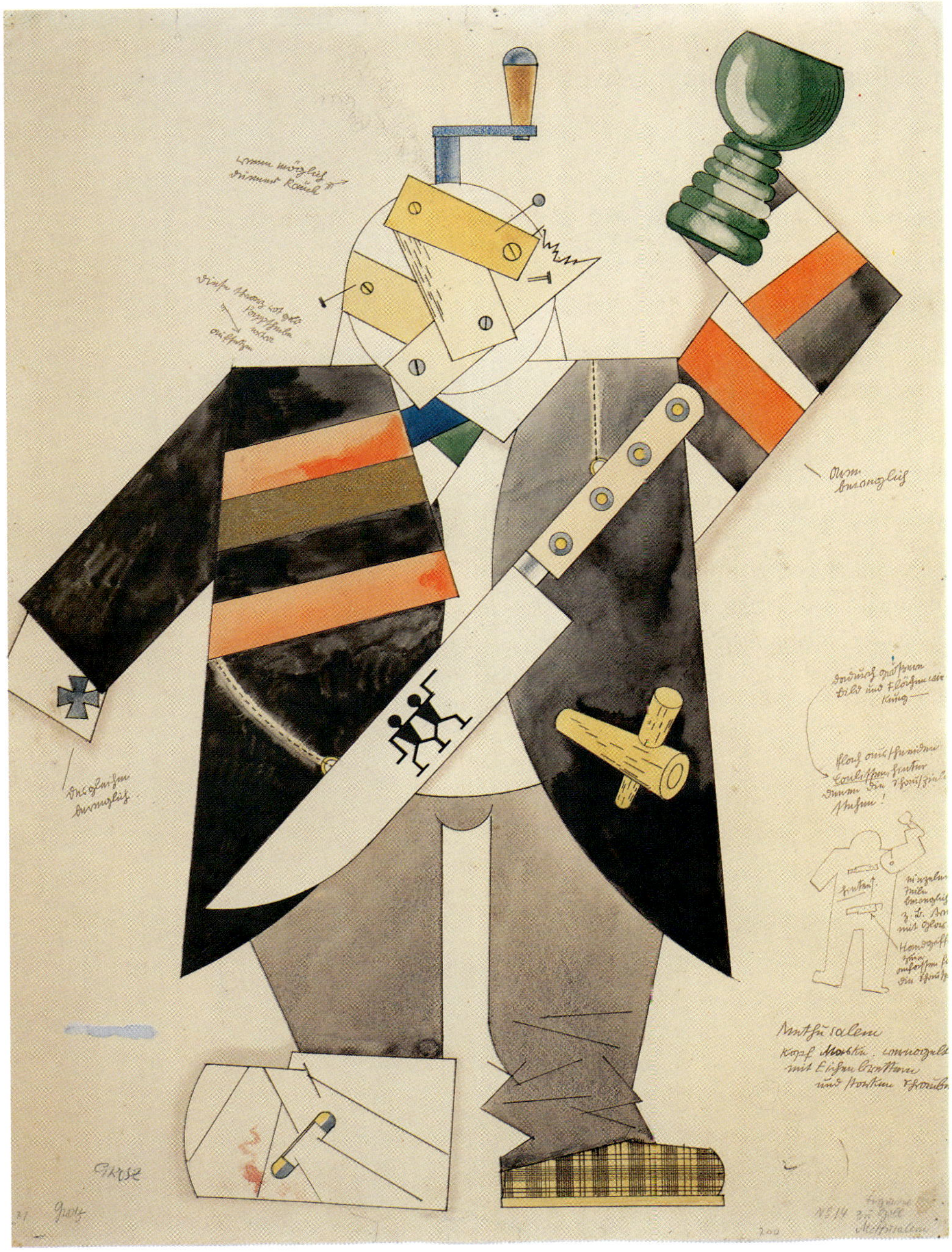

NEBENSTEHEND:
Methusela, 1922
Die Kritik an den politischen und gesellschaftlichen Zuständen der Zeit fand ihren Ausdruck in der künstlerischen Revolution des Dada. Der Dadaist, so Huelsenbeck, sieht »instinktmäßig seinen Beruf darin, den Deutschen ihre Kulturideologie zusammenzuschlagen.«

UNTEN:
John Heartfield mit Grosz-Marionette »Konservativer Herr«, 1919

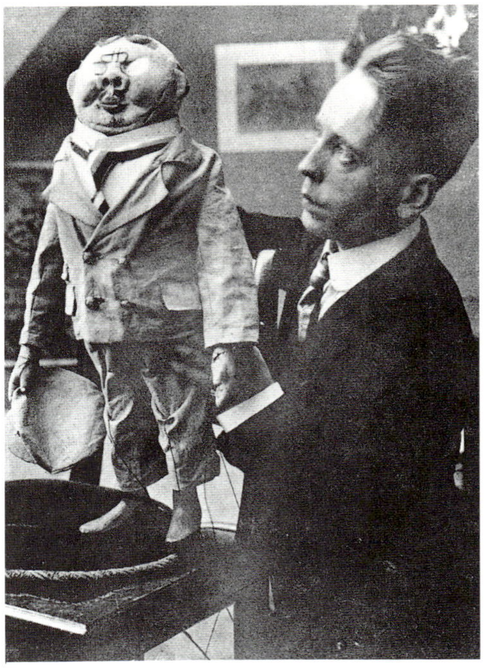

Wieder griff Grosz zurück auf spätmittelalterliche Kompositionsschemata, die er expressionistisch-futuristisch variierte. Die Personifikation der Feinde der Demokratie tritt hier schon deutlicher in Erscheinung als noch in *Widmung an Oskar Panizza* (Abb. S. 25). Die Arbeiten dieser Zeit verdeutlichen die politische Zielrichtung der Berliner Dadaisten. Grosz sympathisierte mit der Rätebewegung, die demokratische Ziele im Sinne eines basisorientierten gesellschaftlichen Systems verfolgte.

Harry Graf Kessler, Diplomat und Mäzen, über den Grosz in seiner Autobiographie schrieb, er sei vielleicht der letzte wirkliche Gentleman gewesen, und dessen Tagebuch wir eine sehr lebendige Schilderung jener Zeit verdanken, vermerkte unter dem Datum des 5. Februar 1919 über das Bild und über seine Einschätzung von Grosz: »Vormittags Besuch beim Maler George Grosz in Wilmersdorf (Nassauische Straße 4). Dort Wieland und Hellmuth Herzfelde. Grosz hatte ein großes politisches Gemälde *Deutschland, ein Wintermärchen,* in dem er die bisher regierenden Klassen als Pfeiler der sattgefressenen, aktivitätsunlustigen Bourgeoisie verhöhnt (Schlummerrolle). Er sagte, er möchte der ‹deutsche Hogarth› werden, bewußt gegenständlich und moralistisch; predigen, bessern, reformieren. [...] Grosz meinte dann, die ganze Kunst sei überhaupt etwas Unnatürliches, eine Krankheit; der Künstler ein Besessener, ein Mann mit einer Manie. Die Welt brauche die Kunst nicht, die Menschheit könne auch ohne Kunst auskommen.« Kessler nennt Grosz im weiteren einen Bolschewisten in der Malerei, der einen Ekel vor der Malerei habe. Er schließt: »Dabei sind seine Gedankengänge intellektuell zum Teil primitiv und leicht anfechtbar.«[22]

Einen wichtigen Teil der Dada-Aktivitäten bildeten Soireen – die erste fand in Berlin am 12. April 1918 statt –, Matineen, Kabarett-Veranstaltungen und andere öffentliche Auftritte. Walter Mehring und George Grosz lieferten sich beispielsweise am 7. Dezember 1918 bei einer Sonntagsmatinee in Charlottenburg ein »Wettrennen zwischen Nähmaschine und Schreibmaschine«. Die spektakulärste Veranstaltung fand im Sommer 1920 in der Kunsthandlung Dr. Otto Burchard in Berlin statt: die »Erste internationale Dada-Messe«, organisiert von Grosz, John Heartfield und Raoul Hausmann. Es wurden Arbeiten gezeigt von Grosz, Heartfield, Hausmann, Hannah Höch, Max Ernst, Otto Dix, Hans Arp, Rudolf Schlichter, Francis Picabia, von Grosz' Schwager Otto Schmalhausen und anderen. In einem Einführungstext zur Ausstellung erläuterte Wieland Herzfelde die Intention der Dadaisten: »Die Dadaisten sagen: Wenn früher Unmengen von Zeit, Liebe und Anstrengung auf das Malen eines Körpers, einer Blume, eines Hutes, eines Schlagschattens usw. verwandt wurde, so brauchen wir nur die Schere nehmen und uns unter den Malereien, photographischen Darstellungen all dieser Dinge ausschneiden, was wir brauchen; handelt es sich um Dinge geringeren Umfangs, so brauchen wir auch gar nicht Darstellungen, sondern nehmen die Gegenstände selbst, zum Beispiel Taschenmesser, Aschenbecher, Bücher etc., lauter Sachen, die in den Museen alter Kunst recht schön gemalt sind, aber eben doch nur gemalt.«[23] Der Dadaist, so Herzfelde weiter, müsse die derzeitige Auflösung, in der sich die Welt befinde, zersetzend weitertreiben. Deshalb müsse er auch zeitbezogen arbeiten. Die oben angesprochene Technik der Collage oder der Montage, herkommend vom Kubismus, kennen wir aus Arbeiten von Hannah Höch oder John Heartfield; Max Ernst perfektionierte diese Methode, die er zu seinem Gestaltungsprinzip erhob.

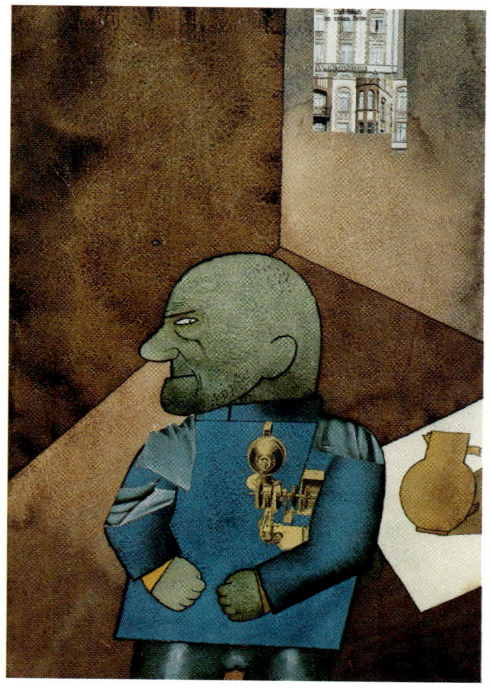

Monteur Heartfield, 1920

UNTEN LINKS:
Eröffnung der Dada-Kunstmesse in der Kunsthandlung Burchard, 1920

UNTEN RECHTS:
Grosz und Heartfield bei der Eröffnung der Dada-Kunstmesse, 1920

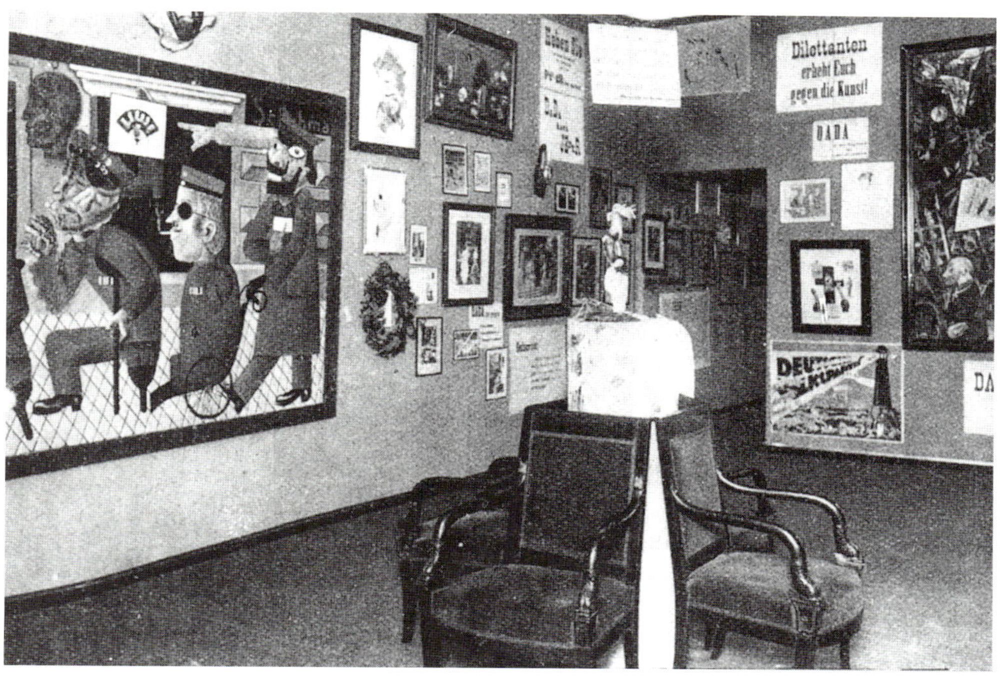
Dilettanten
erhebt Euch
gegen die Kunst!
DADA

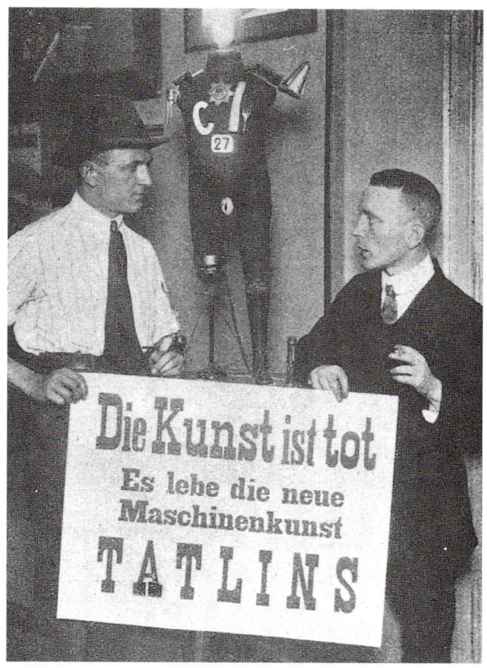
Die Kunst ist tot
Es lebe die neue
Maschinenkunst
TATLINS

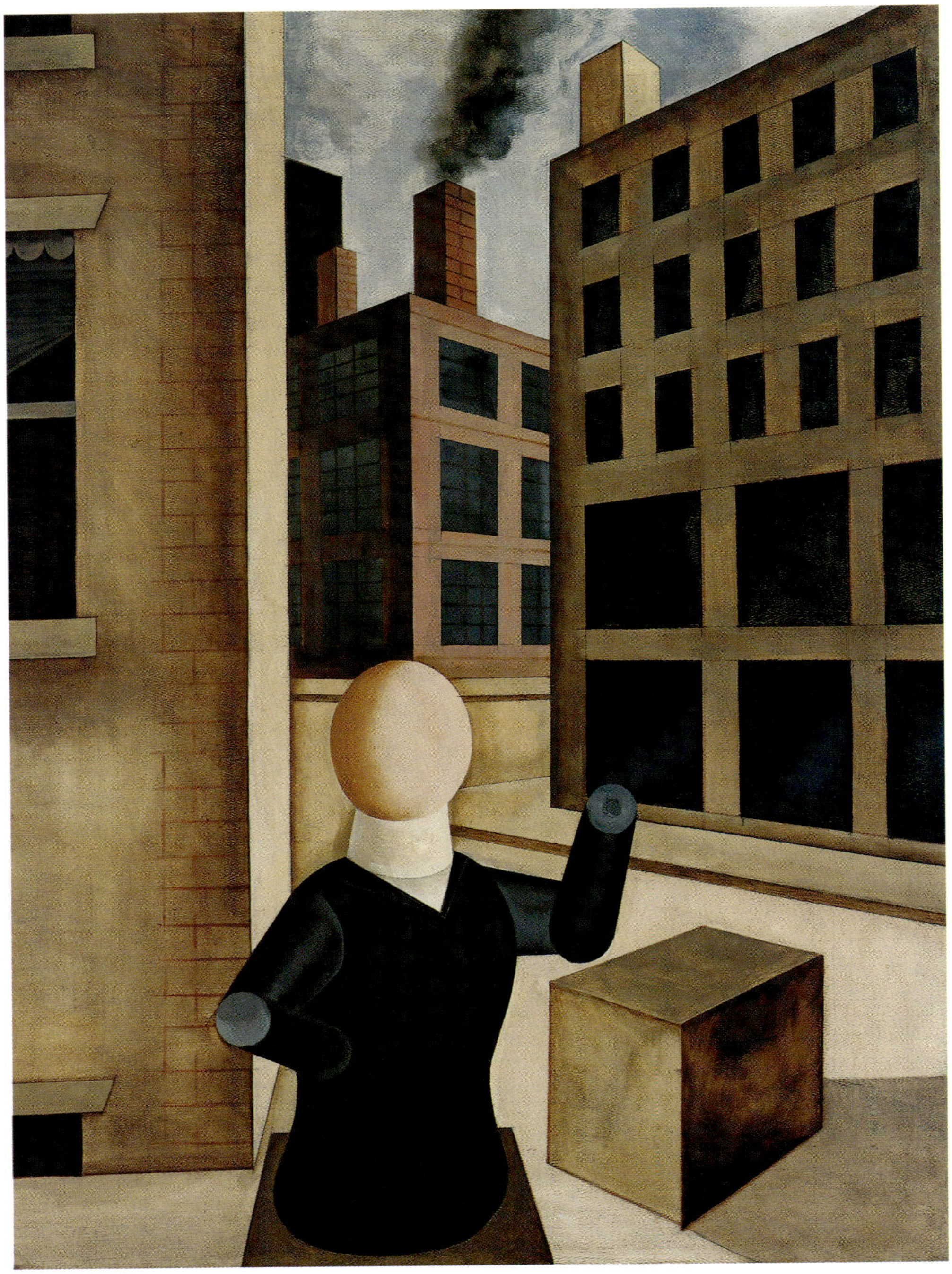

Ohne Titel, 1920

Die Reaktionen auf die Dada-Messe reichten vom Schock bis zur Bezeichnung »heiterer Blödsinn«. Trotzdem gab es ein Nachspiel vor Gericht. Die Gründe dafür beschrieb 1921 Raoul Hausmann: »An der Decke des Ausstellungsraumes hing ein ausgestopfter feldgrauer Soldat mit Offiziersachselstücken und der Maske eines Schweinekopfes unter der Feldmütze. An der Wand stand ein aus schwarzem Leinen ausgestopfter Frauenrumpf ohne Arme und Beine, an dessen Brust waren ein verrostetes Messer und eine zerbrochene Gabel angenäht. Auf der einen Schulter auch eine elektrische Klingel, auf der anderen ein Spirituskocher. Am Hinterteil des Frauenkörpers befand sich ein Eisernes Kreuz. Ferner lag eine Mappe ›Gott mit uns‹ aus, die Karikaturen von Militärs enthielt. Diese Mappe war im Malik-Verlag erschienen, dessen Inhaber der Angeklagte Herzfelde ist, während die Bilder vom Angeklagten Grosz stammen.«[24]

Die inkriminierte Mappe von Grosz, 1920 in einer Auflage von 125 Exemplaren erschienen, war seine insgesamt dritte und hieß im Untertitel

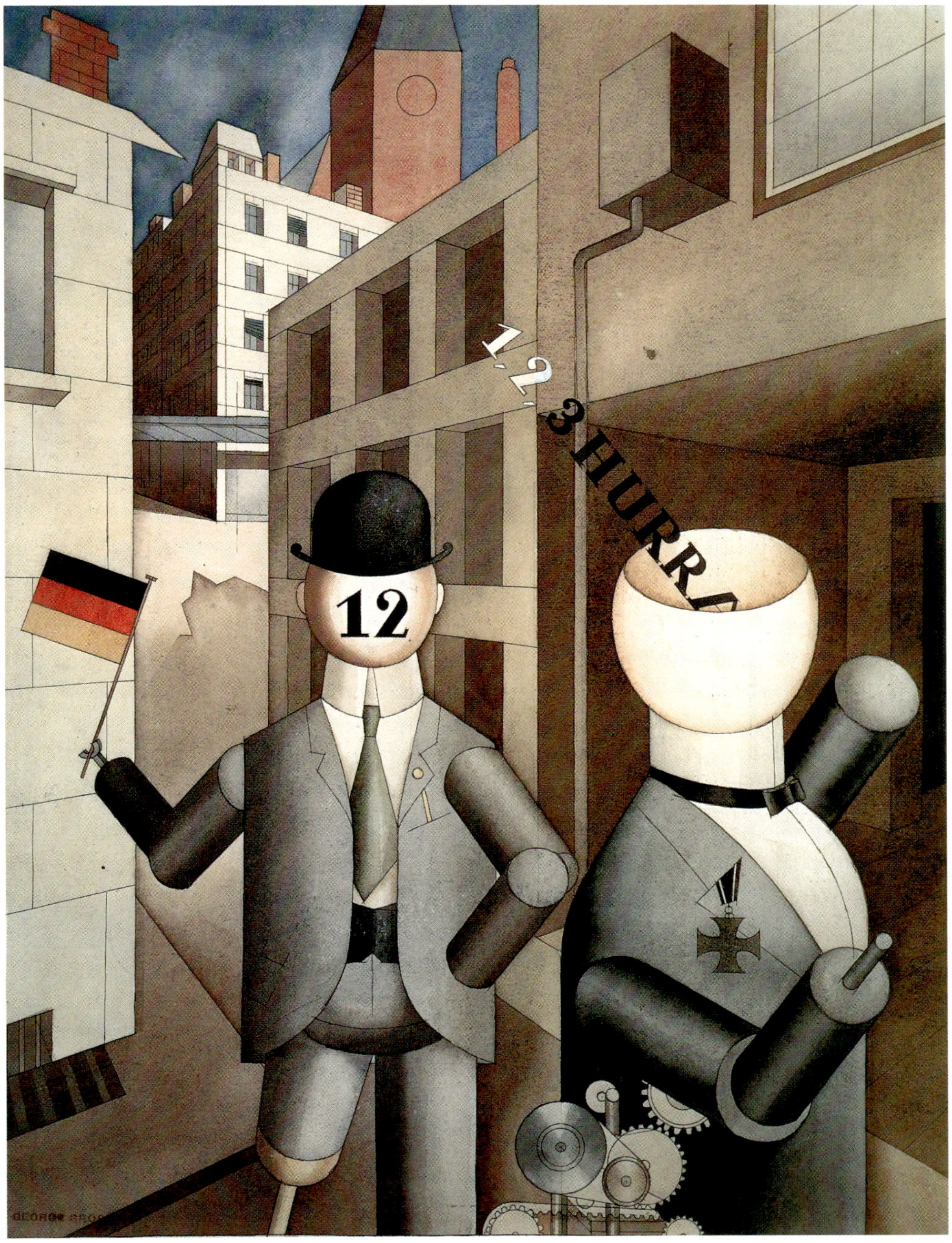

Republikanische Automaten, 1920
Die kulturkritische Bürgerschreck-Attitude der Dadabewegung weist Parallelen zum italienischen Futurismus auf. Zur Dada-Zeit entstanden in Deutschland auch solche Bilder, die von der Pittura metafisica eines Carlo Carrà und Giorgio de Chirico beeinflußt waren. Typisch sind hier die mechanischen Gliederpuppen und die gespenstisch unbelebte Architektur.

UNTEN:
Giorgio de Chirico, **Der verlorene Sohn,** 1922

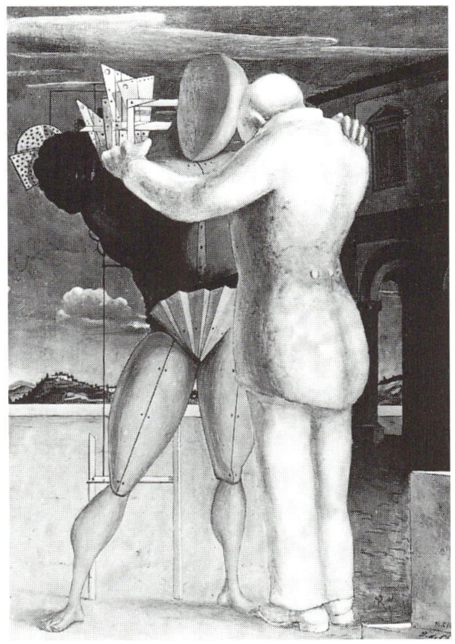

»Politische Mappe«. Ihm wurde Beleidigung der Reichswehr vorgeworfen. Als Gutachter im Prozeß traten der Direktor der Städtischen Sammlungen in Dresden, Paul Ferdinand Schmidt, und der Schriftsteller Stefan Großmann auf. Dieser erklärte, er habe keine Empörung empfunden, Schmidt bezeichnete Grosz als einen der stärksten und bedeutendsten Zeichner der Zeit. Trotzdem hielt der Staatsanwalt den Tatbestand der Beleidigung für gegeben und er beantragte gegen Otto Burchard und Rudolf Schlichter, von dem die Soldatenpuppe mit Schweinskopf stammte, je 600 Mark Geldstrafe, gegen Grosz und Herzfelde je sechs Wochen Gefängnis. Verurteilt wurden nur Grosz (zu 300 Mark) und Herzfelde (zu 600 Mark). Die Druckplatten der Mappe wurden eingezogen, die Publikationserlaubnis ging ausgerechnet auf das Reichswehrministerium über.

Die Dada-Messe markierte in etwa das Ende der Bewegung. Grosz hatte in dieser Zeit nicht nur scharfe politische Zeichnungen und Bilder geschaffen, die über die Zeit direkt nach dem Ersten Weltkrieg und noch dessen Endphase mehr aussagen als manch andere Zeugnisse, sondern auch Arbeiten, die von der italienischen Pittura metafisica eines Carlo Carrà und Giorgio de Chirico beeinflußt waren (Abb. S. 36/37). Vorherrschende Elemente sind gerade, linear konstruierte Bildräume und puppen- oder automatenhafte Figuren, die diese bevölkern. Industrialisierung und Technisierung, so hieß es, trügen zur Mechanisierung und Entindividualisierung des Menschen bei. Ihre Wurzeln hat diese Haltung in der deutschen Romantik im frühen 19. Jahrhundert. So schrieb Jean Paul: »Schon von jeher brachte man Maschinen zu Markt, welche die Menschen außer Nahrung setzten, indem sie die Arbeiten derselben besser und schneller ausführten. Denn zum Unglück machen die Maschinen allezeit recht gute Arbeit und laufen den Menschen weit vor. Daher suchen Männer, die in der Verwaltung wichtiger Ämter es zu etwas mehr als träger Mittelmäßigkeit zu treiben wünschen, soviel sie können, ganz maschinenmäßig zu verfahren und wenigstens künstliche Maschinen abzugeben, da sie unglücklicherweise keine natürlichen sein können.«[25]

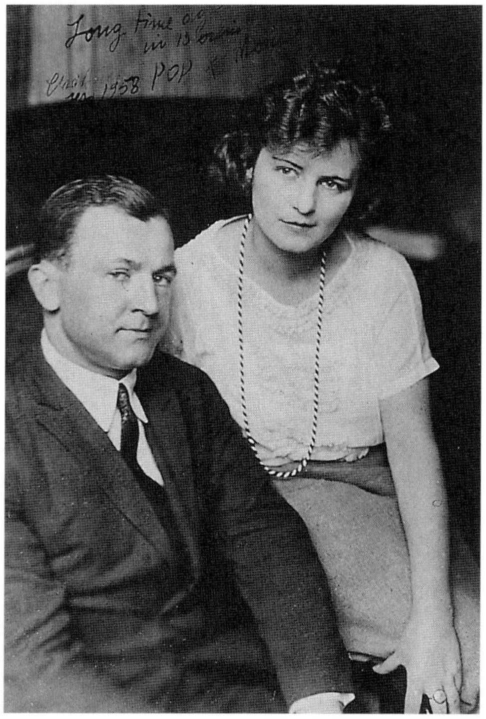

George und Eva Grosz in Berlin, um 1924

In diesen Bildern deutet sich schon die »Sachlichkeit« in der Auffassung der Welt an. Der Maler Amedé Ozenfant sah in Bildern – analog zu den »Wohnmaschinen« Le Corbusiers – Maschinen, die die Menschen bewegen sollten. Wir finden das Thema außerdem bei Francis Picabia, Max Ernst, Marcel Duchamp, am Bauhaus, man denke nur an Oskar Schlemmer, oder, im näheren Umkreis Grosz', bei Rudolf Schlichter und Raoul Hausmann. »Der Mensch ist nicht mehr individuell mit feinschürfender Psychologie dargestellt,« so Grosz, »sondern als kollektivistischer, fast mechanischer Begriff.«[26] Er signierte in dieser Zeit seine Bilder mit einem Gummistempel: »George Grosz – construiert«.

Im selben Jahr 1920 heiratete Grosz Eva Peter. Das Bild *Daum marries her pedantic automaton George*... (Abb. S. 39), das auf der Dada-Messe ausgestellt und später in der Mappe »Mit Pinsel und Schere, 7 Materialisationen« (1922 herausgegeben vom Malik-Verlag) enthalten war, war gewissermaßen als Hochzeitskarte gedacht. Grosz, der Automat, steht neben einem puppenhaften Weibchen, dessen Geschlechtsteile hervorgehoben sind und das, sich umdrehend, zu ihm hinblickt. Links oben ist ein Photo von Eva Peter eingeklebt. Der Hintergrund besteht aus zusammengesetzten Farbflächen in gedämpften Tönen, die den Blick auf eine seelenlose Architektur freigeben.

Der automatisierte Mensch bekommt in der Folgezeit wieder ein Gesicht, ist aber als Typus charakterisiert. Das Bild *Grauer Tag* (Abb. S. 26) aus dem Jahr 1921 ist durch seine Art der Darstellung, durch die stilisierte, menschenfeindliche Architektur noch der Pittura metafisica verhaftet. Den Vordergrund beherrscht der deutschnationale Spießer, gekennzeichnet durch das schwarz-weiß-rote Schleifchen im Knopfloch, den Vatermörderkragen, die Schmisse im Gesicht, den nach oben gezwirbelten Schnurrbart, den Zwicker und den lächerlichen Hut. Er ist, der Architekten-Winkel deutet darauf hin, der Erbauer der Mauer zwischen seinesgleichen und der Welt der Arbeiter. Dort läuft die zweite prominente Figur des Bildes, ein Kriegskrüppel. Der Spießer schielt, er hat seine eigene, verquere Wahrnehmung der Welt. Der Krüppel hat den Blick gesenkt, zur selbstbewußten Dümmlichkeit des Behüteten fehlt ihm der Grund. Die Narben des Einarmigen stammen aus dem echten Krieg, nicht aus einer Mensur unter Burschenschaftlern. Sind vorne zwei typische Physiognomien zu sehen, wiederholt sich derselbe Vorgang im Hintergrund auf eine entindividualisierte, gesichtslose Weise: Die Unterscheidung ist auch auf die Ferne wahrzunehmen, beansprucht allgemeine Gültigkeit.

Daum marries her pedantic automaton George in May 1920, John Heartfield is very glad of it, 1920
Diese Collage schuf Grosz anläßlich seiner Hochzeit mit Eva Peters; sie diente gewissermaßen als Hochzeitsbild. »Daum« ist ein Anagramm für Maud, wie Grosz seine Frau häufig nannte. Sich selbst titulierte er hier ironisch als »pendantischen Automaten«.

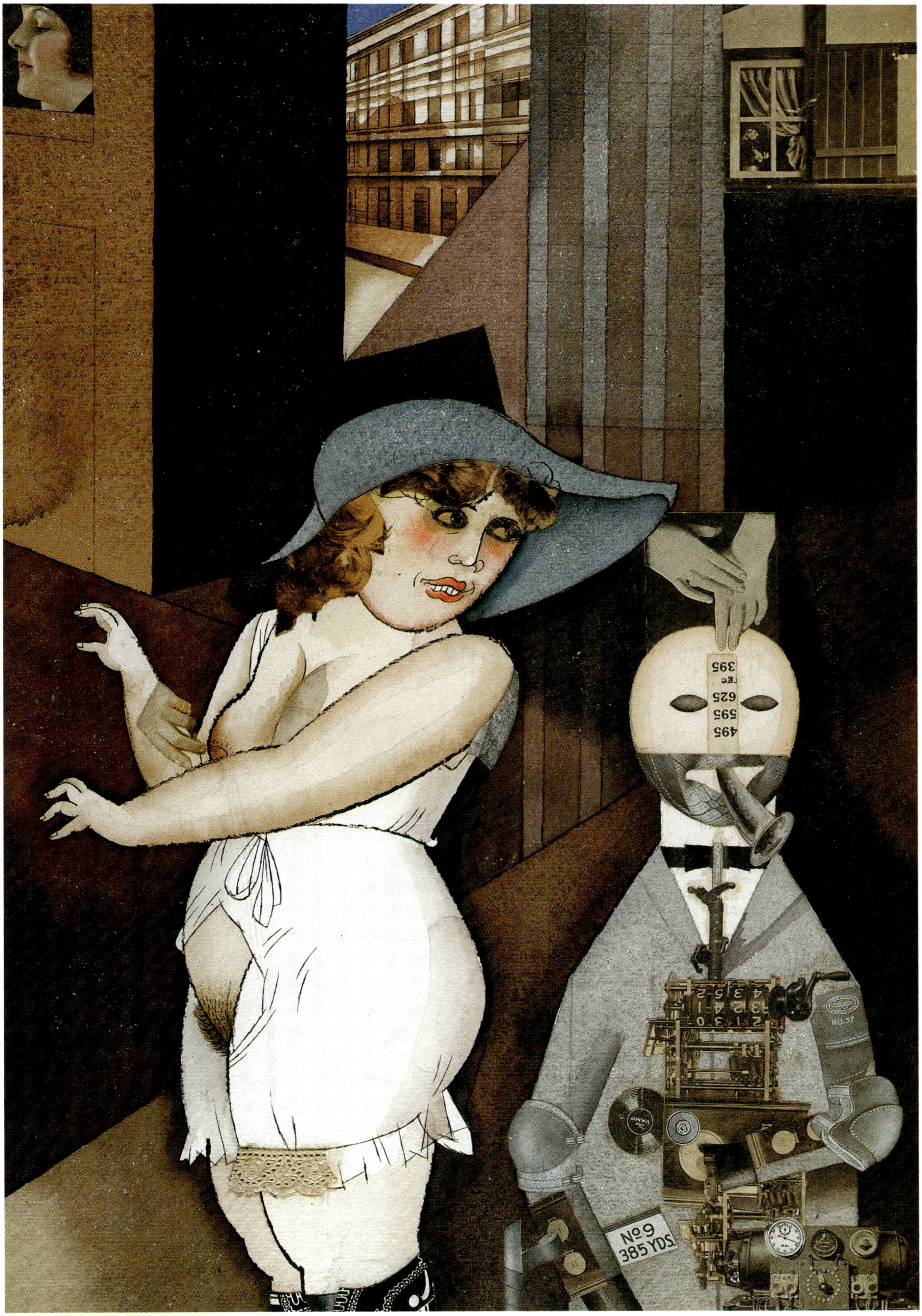

No 9
385 YDS.

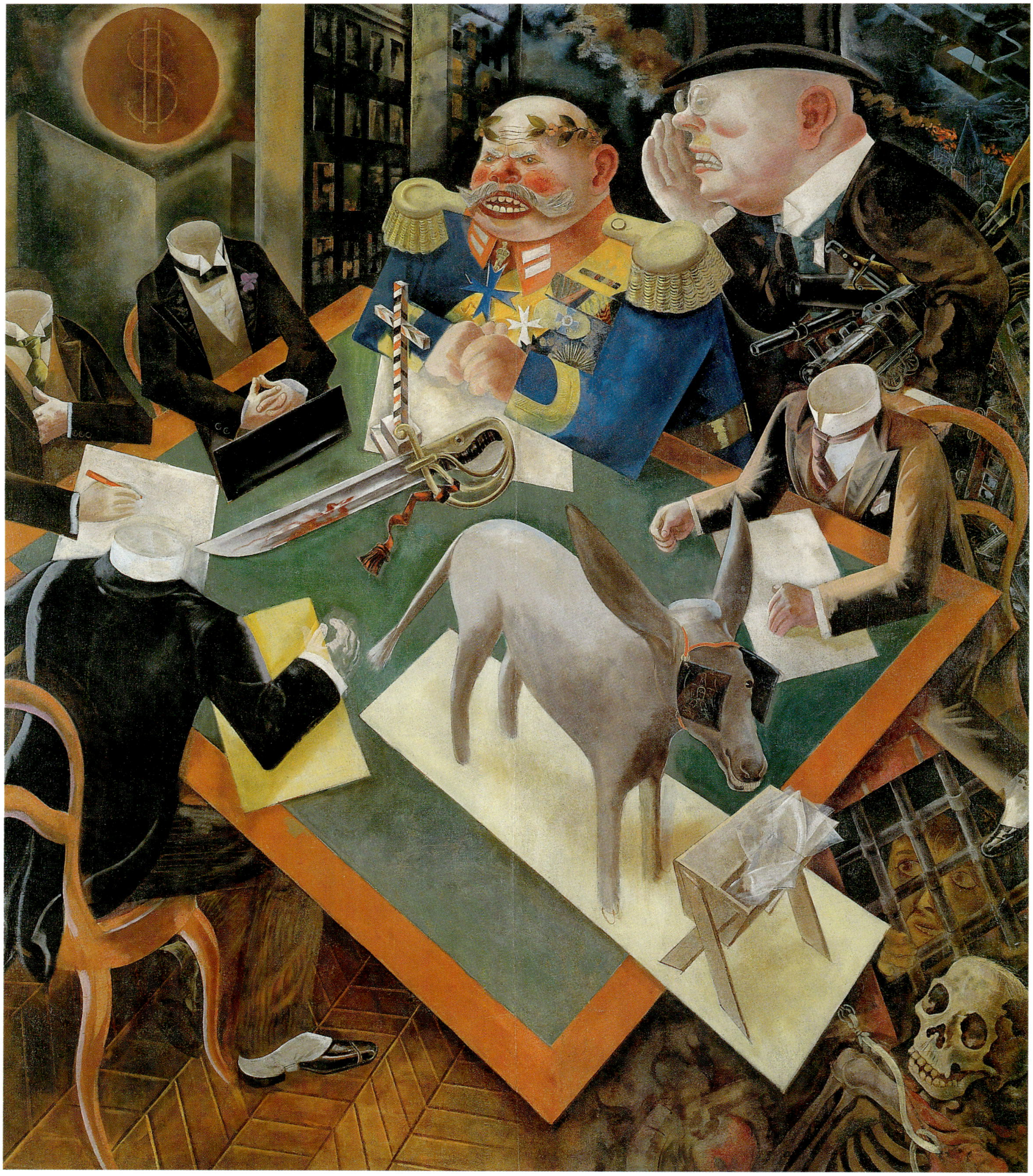

Von Waffen und leeren Strohhalmen

Einige bildnerische Strategien

An diesem Punkt, nach dem Ende des Dadaismus und vor der Phase einer vorübergehenden Stabilisierung der Weimarer Republik, erscheint es sinnvoll, eine Zäsur zu setzen, um sich mit Bildprinzipien und -strategien auseinanderzusetzen, die Grosz bis zu diesem Zeitpunkt entwickelt hat und die im großen und ganzen auch für sein folgendes Werk gültig bleiben. Dazu werden wir Rück- und Vorgriffe machen. Grosz' Werk ist einerseits zeitbezogen (wollte das auch explizit sein) und damit abhängig von der Zeit, in der es entstanden ist. Auf der anderen Seite zielt es, wie seine ausdrückliche Berufung auf Maler wie Bosch oder Bruegel beweist, darüber hinaus und beansprucht allgemeine Gültigkeit.

Grosz, so der allgemeine Tenor der Exegeten, zeichnete aus Haß. Diese Formel zieht sich von Carl Einstein, der bereits mit Grosz in »Die Pleite« und »Der blutige Ernst« zusammengearbeitet hat, in dessen 1926 erstmals erschienenem Buch »Die Kunst des 20. Jahrhunderts« bis hin zu Hans Hess und Uwe M. Schneede in den 70er Jahren. Bertolt Brecht schrieb im Vorwort zu seinem Stück »Trommeln in der Nacht«: »Das, was die Bourgeoisie gegen den Proletarier geltend macht, ist sein schlechter Teint. Ich denke, das, was Sie zum Feind des Bourgeois gemacht hat, George Grosz, ist seine Physiognomie.«[27]

In den früheren Zeichnungen wie *Pandämonium* (Abb. S. 19) wurde die Welt als Chaos, als ein einziges Irrenhaus dargestellt. Es herrschen Zerstörung, Mord, Raub, Überfall, Vergewaltigung. Als Kulisse und Sinnbild dient die Stadt. Das Leben ist ein Kampf: »Der Mensch ist nicht gut – sondern ein Vieh! Die Menschen haben ein niederträchtiges System geschaffen – ein Oben und ein Unten. Einige verdienen Millionen, während Abertausende knapp das Existenzminimum haben.« – so Grosz in seinem Text »Statt einer Biographie«.[28] Er stellt diese Hölle auf Erden in ihrem ganzen Wahnsinn als Ausschnitt dar, ohne Anfang und ohne Ende. Der einzelne Mensch ist nur Teil des Gewimmels, an dem er wie bewußtlos teilnimmt. Ähnliche Gestaltungsprinzipien bestimmen die großen Bilder *The City* (Abb. S. 14), *Widmung an Oskar Panizza* (Abb. S. 25) und *Deutschland, ein Wintermärchen* (Abb. S. 33). In letzterem gewinnen einige Physiognomien an Deutlichkeit, und es ist genau die Richtung auszumachen, in die Grosz sich wendet. Schuld am Elend dieser Welt sind die Träger der Ordnung, die jede Veränderung der Zustände blockieren. Die Bürger verhalten sich passiv oder zustimmend. Wie mit einem Vergrößerungsglas geht Grosz immer näher an das zuerst allgemein beschriebene Chaos heran und pickt sich seine Objekte heraus, die er dann konzentriert in seine Zeichnungen und Bilder aufnimmt, etwa in *Stützen der Gesellschaft* (Abb. S. 73) oder *Sonnenfinsternis* (Abb. S. 40).

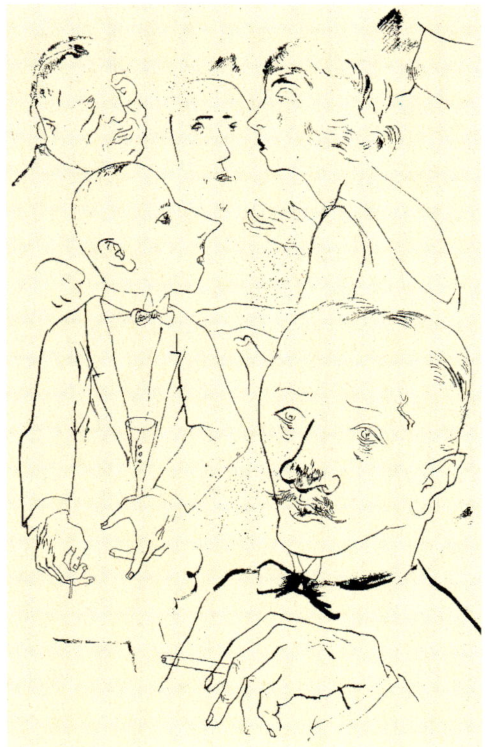

Nachwuchs, 1921/22

Sonnenfinsternis, 1926
Militär und Kapital diktieren den kopflosen Politikern, was zu tun ist. Und das Volk, so wird man den Esel mit den Scheuklappen zu verstehen haben, frißt, was ihm vorgesetzt wird.

Grosz entwickelt eine Typologie, die mit den Mitteln der Deformierung arbeitet, um den Sinn, die »Tendenz« herauszustellen, oder, wie der Künstler und Kunstkritiker Hans Platschek es treffend formuliert hat: »Fraglos trifft es zu, daß Grosz im Haß gezeichnet hat, das Entscheidende aber ist nicht das Gefühl, sondern seine Entäußerung, hier in Form der Denunziation.«[29] Mit der Konsolidierung der politischen Lage werden die Zeichnungen weniger scharf, weniger schreiend, was aber ihre Treffsicherheit nicht mindert. Grosz' Typen, beispielsweise in *Nachwuchs* (Abb. S. 41) oder *In den besten Jahren* (Abb. S. 51), laden zum Vergleich mit der Wirklichkeit ein.

Der Mikroskop-Effekt läßt sich am besten an der Zeichnung *Die deutsche Pest* (Abb. S. 27) zeigen. Wieland Herzfelde erläuterte die Idee: »Zum Beispiel ist die wuchtige Titelblatt-Zeichnung auf ›Pleite‹ Nr. 5 im Original kaum größer als eine Briefmarke – nämlich ein Detail aus der Zeichnung ›Berlin – Friedrichstr. 1918‹, auf der viele andere Gesichter zu sehen sind, von denen wir einige ähnlich verwendet haben.«[30]

Bereits vor dem Krieg hatte Grosz ein dreibändiges Werk mit dem Titel »Von der Häßlichkeit der Deutschen« geplant. Es wäre eine Bestandsaufnahme eigener Art geworden, polemisch und tendenziös, aber in einem anderen Sinne »wahr«. Auch der Photograph August Sander hatte, beginnend 1910, versucht, mittels der Kamera einen vorurteilslosen Querschnitt durch alle Gesellschaftsschichten anhand von Porträts zu schaffen. 1929 erschien eine Auswahl seiner Photographien unter dem Titel »Antlitz der Zeit«. Das größere Werk sollte »Menschen des 20. Jahrhunderts« heißen und in 45 Mappen zu je zwölf Aufnahmen erscheinen. Der Schriftsteller Alfred Döblin schrieb über diese Bilder: »Man hat vor sich eine Art Kulturgeschichte, besser Soziologie, der letzten dreißig Jahre.«[31]

Analog dazu ist die Äußerung von Walter Mehring in seinem Vorwort zu Grosz' Buch »Der Spiesser-Spiegel« von 1925 zu sehen: »Jahrelange, unermüdliche Beobachtungen auf dem Anstand, Belauern des Spießers, wenn er sich ungesehen glaubte, waren die Vorbedingung. Deswegen auch verbindet Grosz die Treffsicherheit des weidgerechten Jägermannes mit der Exaktheit des wissenschaftlichen Konservators. Denn nicht allein,

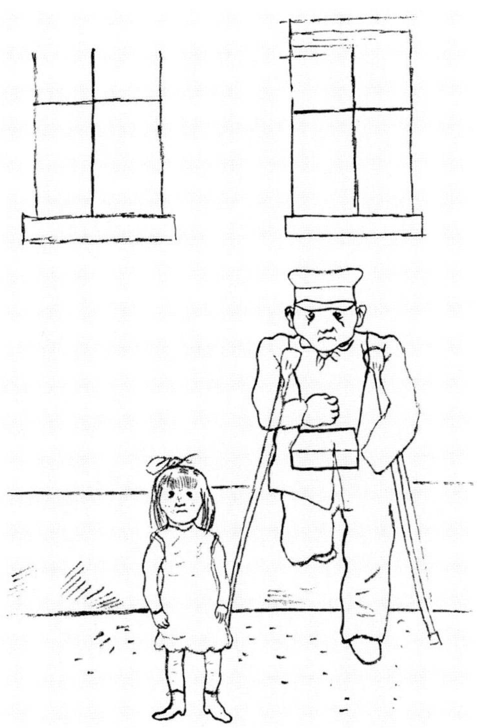

OBEN UND NEBENSTEHEND:
Zeichnungen aus »Der Spießer Spiegel«, 1925
Diese Zeichnungen, die zum Teil im »Spießer Spiegel« von 1925 veröffentlicht wurden, spiegeln eine veränderte politische Lage. Zwischen 1924 und 1929 stabilisierten sich die Verhältnisse der Weimarer Republik vorübergehend. Grosz folgte diesem klimatischen Wandel, indem er sich mehr aufs Beobachten und Aufzeichnen, weniger auf politische Agitation verlegte.

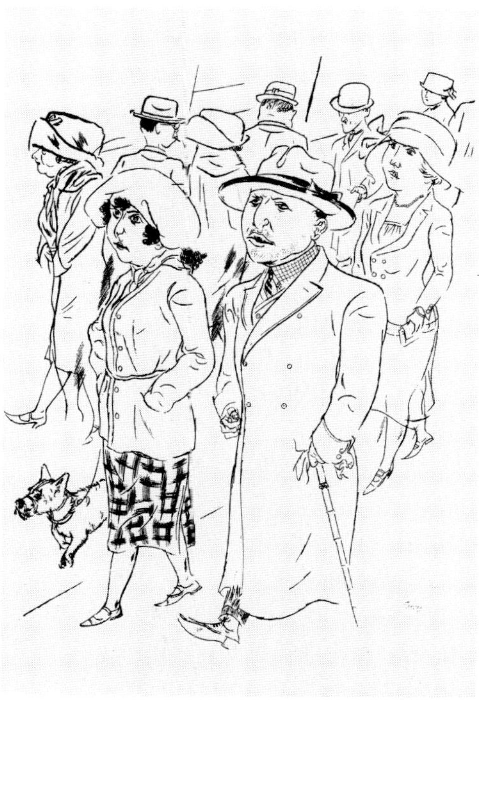

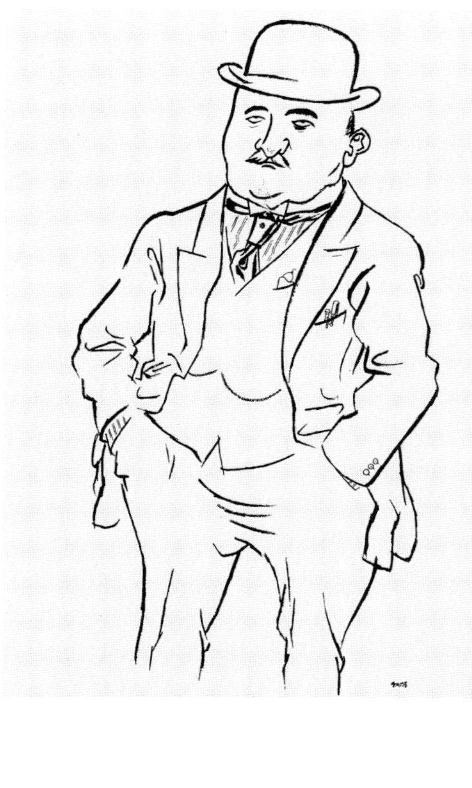

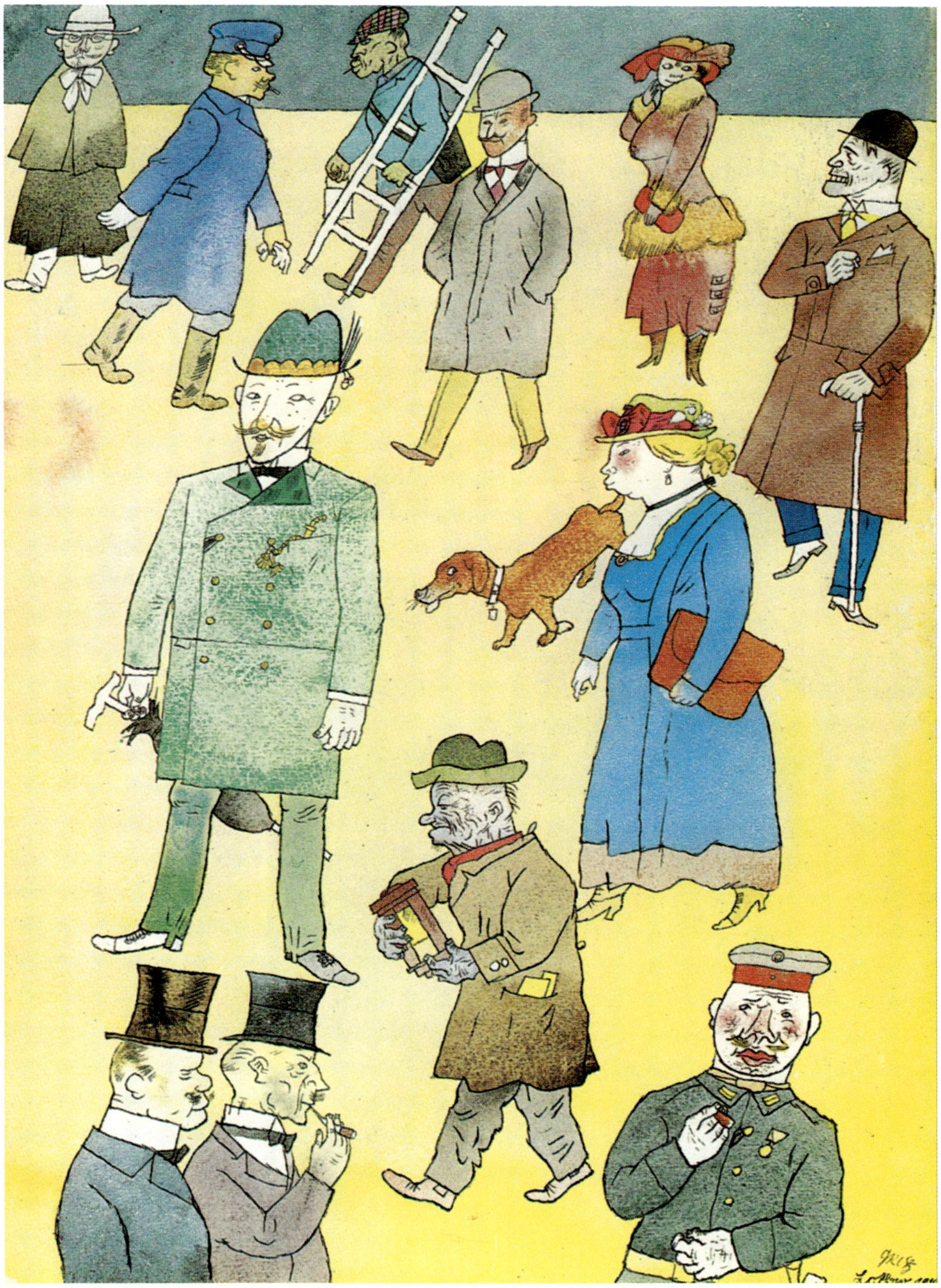

Menschen, 1919
Eines seiner wesentlichen Prinzipien formulierte Grosz 1930: »Weiß der Teufel wie es kommt: wenn man genauer zusieht, werden Menschen und Dinge leicht dürftig, häßlich und oft sinnlos zweideutig.«

daß er den erlegten Spießer präzis abbalgt, ohne selbst so empfindliche Teile zu lädieren, wie das zarte Rüsselchen oder die Schlupfe am Zugstiefel, bringt er auch das präparierte Exemplar in eine so lebensechte Stellung und polstert die Speckfalten so naturgetreu aus, daß man beim Betrachten unwillkürlich den Hut zieht oder stramme Haltung annimmt.«[32]

Schon in den Texten sind die Unterschiede zu sehen, wie sie sich auch in den Bildern manifestieren. Man hat Grosz vorgeworfen, kraftloser geworden zu sein; wenn man jedoch die Zeit nach dem Ersten Weltkrieg mit der Mitte der 20er Jahre vergleicht, so hätte es keinen Sinn gehabt, in derselben Manier weiter zu zeichnen. Der Impetus der Revolutionäre war verschwunden, niedergeschlagen, unterdrückt, das Bürgertum hatte sich etabliert und saß fester im Sattel denn je. Der Schriftsteller und Soziologe Siegfried Kracauer hat diesen kleinbürgerlichen Stand im Berlin der späten 20er Jahre in seinem Buch »Die Angestellten« präzise beschrieben und analysiert. »Zitate, Gespräche und Beobachtungen an Ort und Stelle bil-

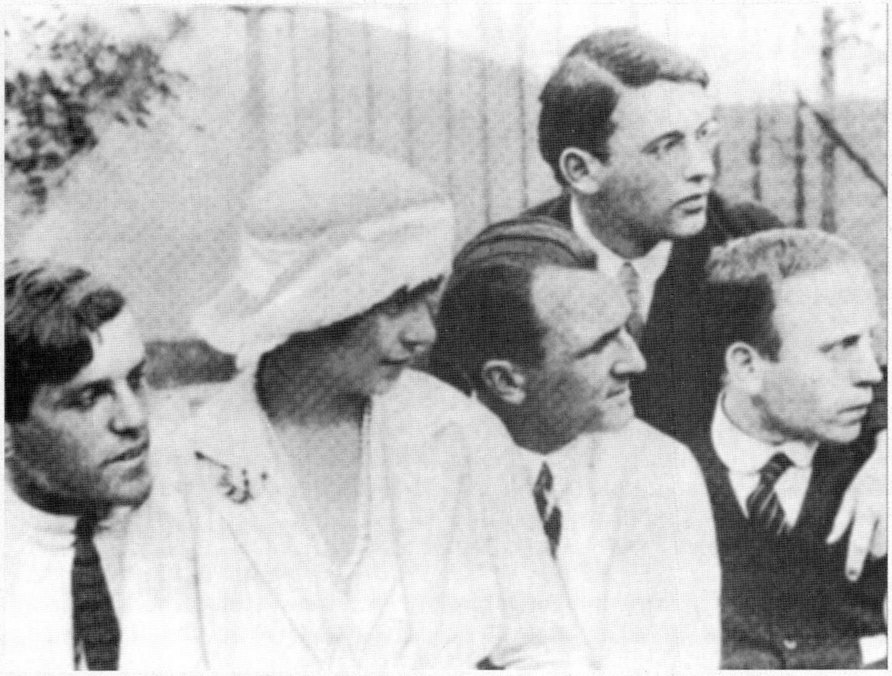

Die dekadente Gesellschaft und ihre Kritiker

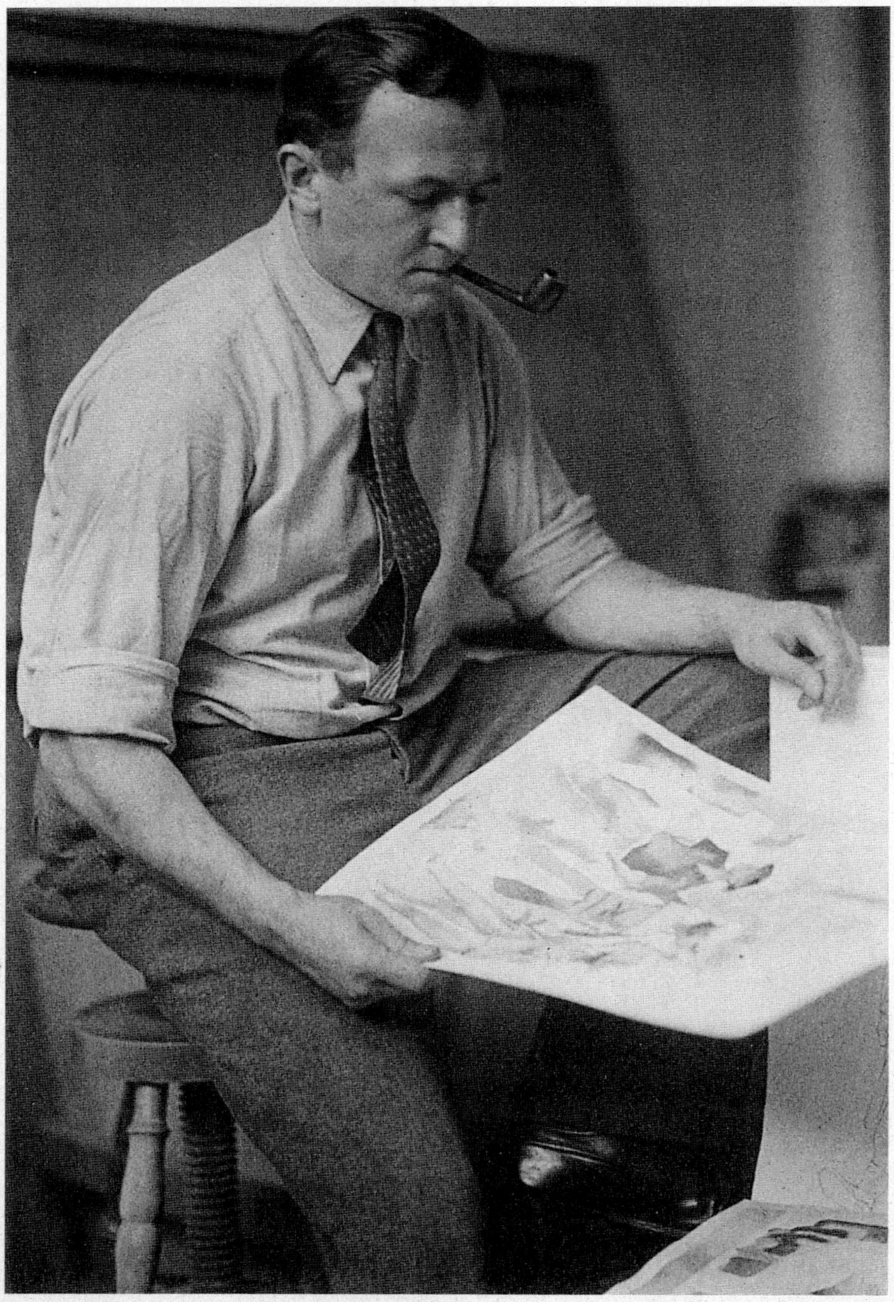

OBEN:
Wieland Herzfelde, Eva und George Grosz, Rudolf Schlichter, John Heartfield, 1921

NEBENSTEHEND:
George Grosz mit Pfeife im Atelier, 1920

GEGENÜBER:
Früh um 5 Uhr!, 1920/21
»Der Mensch ist nicht gut – sondern ein Vieh! Die Menschen haben ein niederträchtiges System geschaffen – ein Oben und ein Unten. Einige verdienen Millionen, während Abertausende knapp das Existenzminimum haben.«

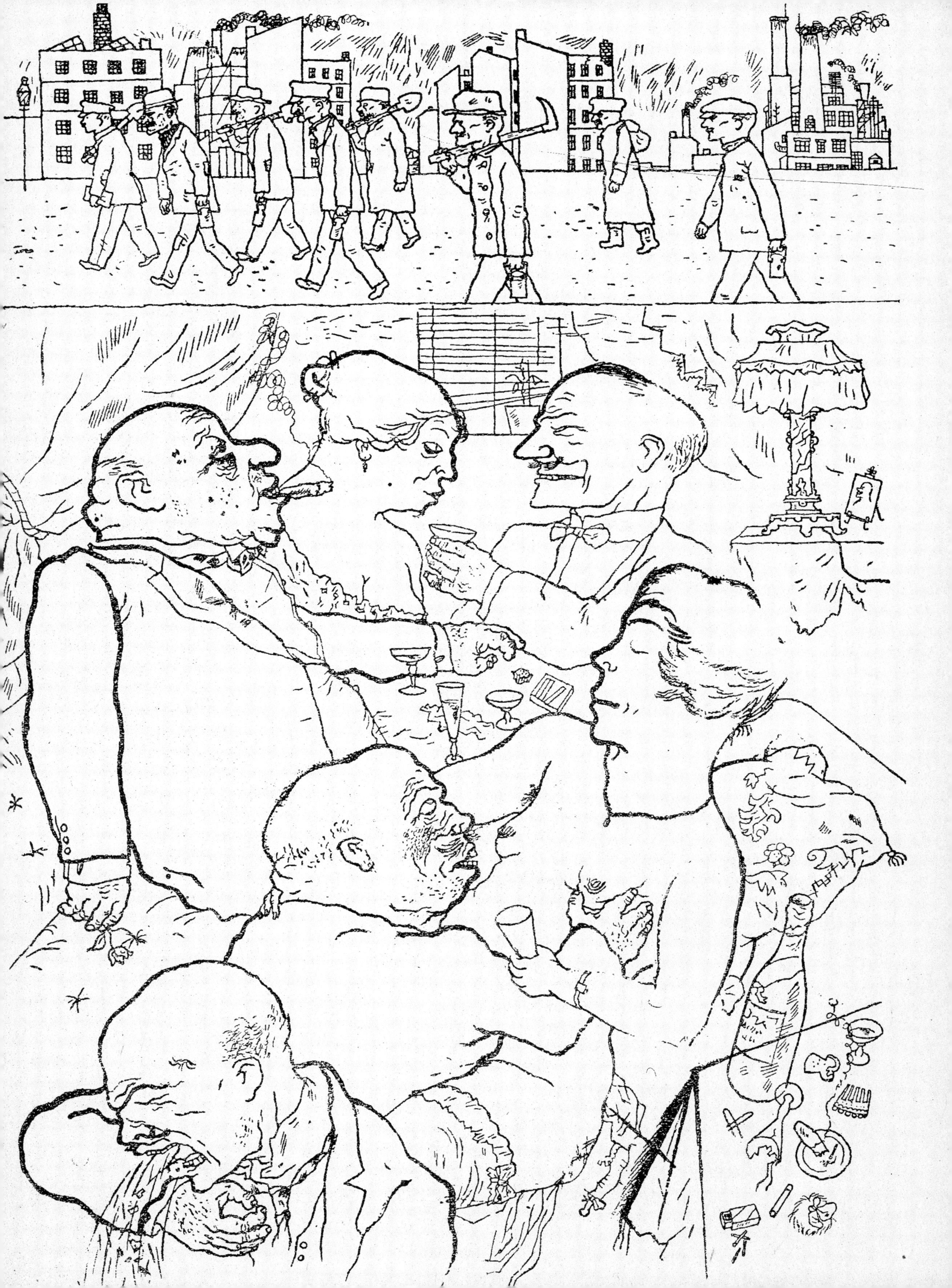

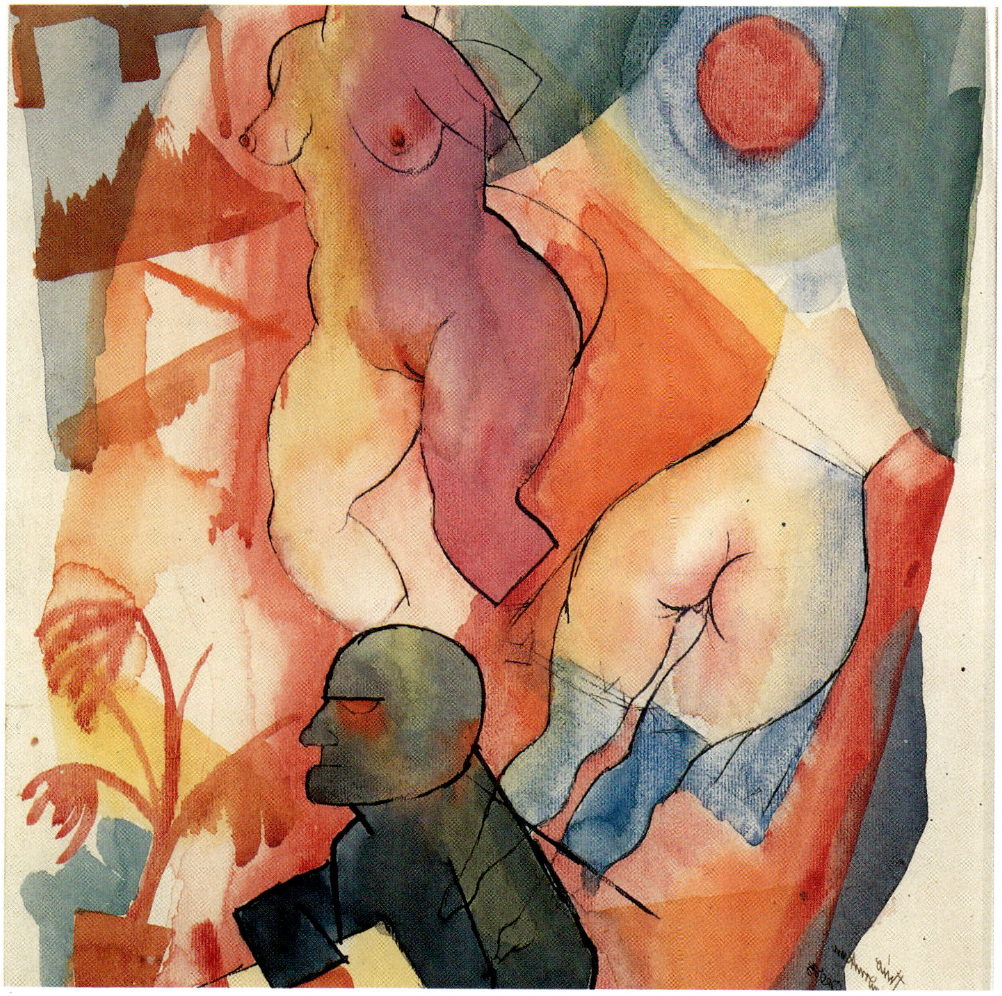

den den Grundstock der Arbeit. Sie wollen nicht als Exempel irgendeiner Theorie, sondern als exemplarische Fälle der Wirklichkeit gelten.«[33]

Wir haben drei Arten der Analyse vor uns: Grosz, Sander und Kracauer. Alle sind sich, wenn man den Grosz der zweiten Hälfte der 20er Jahre nimmt, ähnlich. Sander und Kracauer gehen ebensowenig wie Grosz rein wissenschaftlich neutral vor. Die Tendenz ist ihren Arbeiten genauso inhärent wie denen Grosz'.

Neben dem sezierenden Vordringen ist eine weitere Strategie die dialektische Gegenüberstellung, etwa in den Zeichnungen *Die Kommunisten fallen und die Devisen steigen* (Abb. S. 28) oder *Früh um 5 Uhr!* (Abb. S. 45). Ansatzweise haben wir diese Technik bereits in dem Bild *Grauer Tag* (Abb. S. 26) beobachtet. In den beiden genannten Zeichnungen setzt Grosz zwei Bereiche gegeneinander, zeigt er Ursache und Wirkung. Im erstgenannten Blatt tafeln Kapitalist und Militär »gepflegt« miteinander, während im Hintergrund Soldaten mit Freude an der Arbeit Kommunisten – wie aus dem Titel ersichtlich – abschlachten. Der Kapitalist ist der bekannte Fettsack mit gezwirbeltem Schnurr- und spärlichem Kinn- und Backenbart, Zwicker auf der Nase, der Militär kantig, mit unnatürlich stark vorspringendem Kinn. Die Aussage ist klar: Die blutige Niederschlagung der Revolution dient der Allianz von Kapital und Militär, der Erhaltung der alten Ordnung. Gleichzeitig wird deren Skrupellosigkeit dargestellt: Sie gehen über Leichen. Beide Bereiche der Darstellung stehen in einem engen Zusammenhang, sie finden nicht nur gleichzeitig statt, sondern bedingen sich gegenseitig. Vor den Augen der Tafelnden wird gemordet; diese interessieren sich nicht dafür, verschwenden keinen Blick:

OBEN:
Orgie, 1920
Neben den Repräsentanten des Systems – Politikern, Juristen, Militärs und kirchlichen Würdenträgern – hat es Grosz auf die bürgerliche Schicht als ganze abgesehen. Sie ist für ihn der dekadente Sumpf, der den Nährboden für die Macht der höheren Chargen bildet.

GEGENÜBER:
Dämmerung, 1922

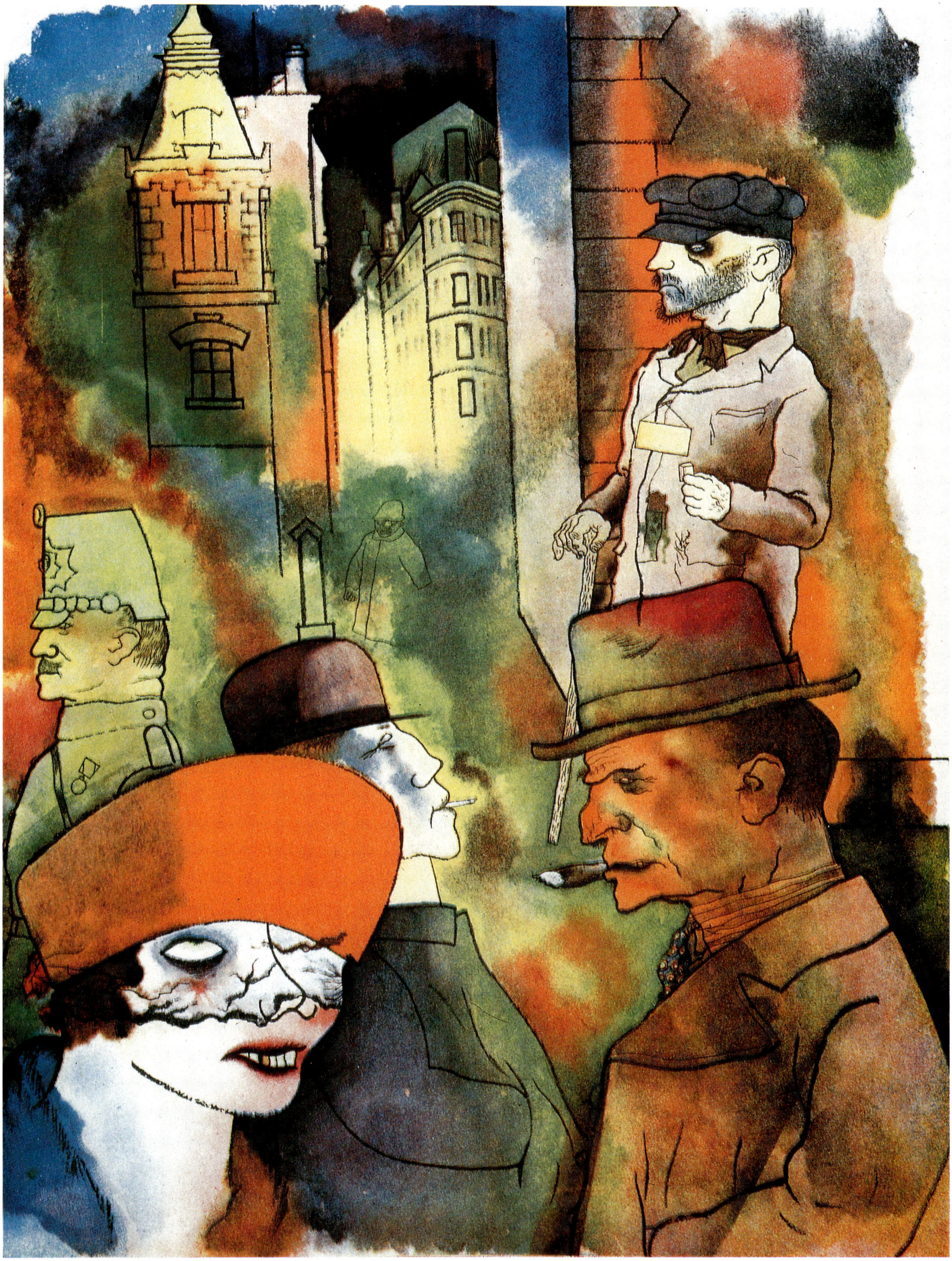

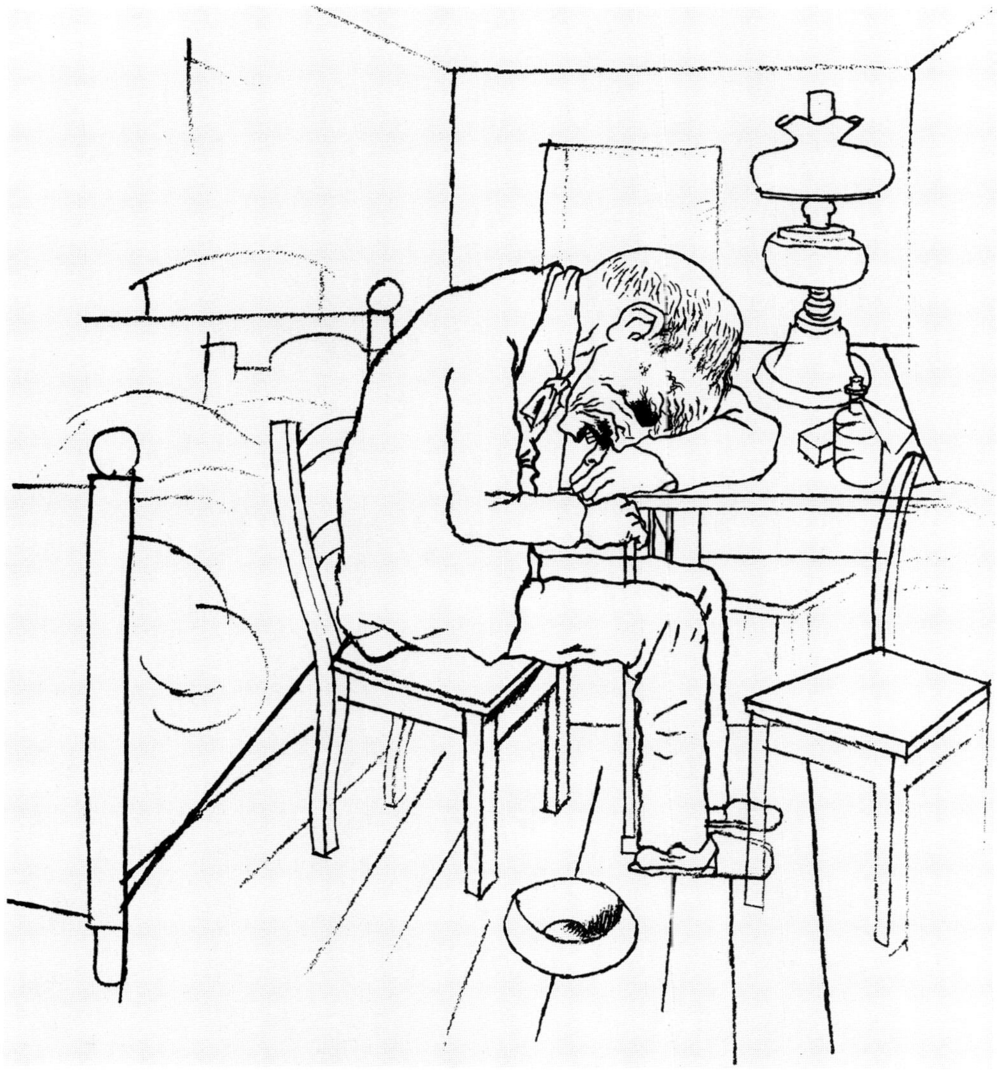

tägliches Geschäft. Die Zeichnung stammt aus dem Jahr 1919, dem Jahr der Ermordung Rosa Luxemburgs und Karl Liebknechts, dem Jahr des Endes der revolutionären Hoffnungen.

Früh um 5 Uhr! ist 1920/21 entstanden, als sich die Mitte-Rechts-Koalition etabliert hatte. Die Zustände sind stabiler geworden, den Arbeitern die rätekommunistischen Flausen ausgetrieben, alles geht seinen normalen Gang. Die Auseinandersetzung, die trotz allem im ersten Blatt durch die Verlagerung des Geschehens in einen kohärenten Raum angedeutet wurde, ist nun zu Ende, die Trennung der Klassen wiederhergestellt. Im kleinen oberen Bereich gehen die Arbeiter früh um fünf Uhr zur Arbeit. Darunter, getrennt durch eine Linie, feiern die Kapitalisten, deren Visagen und Physiognomien wir bereits kennen, Orgien mit Champagner und Frauen; einer kotzt. Auch hier ist, durch den Titel betont, die Gleichzeitigkeit gegeben, die Trennung dagegen gefestigt.

Grosz versuchte auch, nicht aus Haß, sondern aus Mitleid zu zeichnen. Das sei ihm überhaupt nicht gelungen, meinen die Interpreten. Vergleicht man zum Beispiel das Schlußbild von Sanders »Antlitz der Zeit«, betitelt *Arbeitslos* (Abb. S. 49 oben), mit Grosz' Zeichnung einer armen Frau aus dem Jahr 1924 (Abb. S. 49 unten), so stößt man bei beiden Darstellungen auf reinen Naturalismus. Da aber Grosz festgelegt ist auf seine ätzenden Satiren, Karikaturen oder wie immer man seine Blätter bezeichnet, werden nach anderen Prinzipien hergestellte Bilder »schwächer« genannt. Diese »Schwäche« jedoch ist der Methode immanent.

Schwimme wer schwimmen kann, und wer zu plump ist, geh' unter!, 1922
Neben der großen Zahl der agressiven, »anklagenden« Zeichnungen gibt es eine Reihe anderer Werke, die eher eine sympathetische, mitleidende, Haltung Grosz' zum Ausdruck bringen. Arbeitslosigkeit und Armut gehörten zu den drückenden Problemen, die neben Grosz auch andere Künstler nüchtern-realistisch thematisiert haben.

Ein anderes Prinzip von Grosz bestand in der drucktechnischen Verbreitung seiner Bilder. 1917 erschien die »Erste George Grosz-Mappe« im Malik-Verlag. Sie war in vier verschiedenen Ausstattungen zu haben und hatte eine Gesamtauflage von 120 Stück. Die teuerste Ausgabe kostete 40 Mark, mit halbleinener Umschlagmappe, alle neun Umdrucklithographien nach zum Teil früheren Zeichnungen waren signiert und auf schweres Japanpapier gedruckt. Die billigste Fassung, unsigniert, auf normalem Papier, kostete 20 Mark. Nach diesem Muster wurden auch die folgenden Mappen hergestellt. Teilweise wurden sie auch für billiges Geld als Bücher verlegt. Das berühmte Sammelwerk »Ecce Homo« aus der Zeit um 1922/23 etwa erschien in einer Gesamtauflage von 10 000 Stück, als Loseblattmappe in drei Ausgaben, als gebundenes Buch in zwei Versionen. Die frühen Mappen bestanden noch aus Umdruck- bzw. Photolithographien, »Ecce Homo« dagegen wurde im Offsetverfahren hergestellt. Die opulenter ausgestatteten und teureren Ausgaben wurden mit der Prägepressung eines fingierten Plattenrandes versehen. Immerhin umfaßt das Werk 84 Reproduktionen nach schwarzweißen Zeichnungen und 16 farbige Drucke nach Aquarellen.

Daneben veröffentlichte Grosz zahlreiche Bücher, die ausschließlich als solche vertrieben wurden. Neben »Ecce Homo« erschienen beispielsweise 1921 »Das Gesicht der herrschenden Klasse. 55 politische Zeichnungen«, 1923 »Abrechnung folgt! 57 politische Zeichnungen« und andere mehr. Die Zeichnungen für diese Mappen und Bücher wurden nicht extra zum Zweck der Publikation hergestellt, sondern sie bildeten eine Auswahl aus dem bisherigen Werk.

Viele der Blätter sind mehrfach gedruckt worden. So wurde *KV/Die Gesundbeter* (Abb. S. 28), 1918 als Zeichnung entstanden, in der dritten Nummer von »Die Pleite« im Jahr 1919 veröffentlicht, sie war in der 1920 erschienenen Mappe »Gott mit uns« enthalten und tauchte schließlich 1921 in »Das Gesicht der herrschenden Klasse« noch einmal auf. Ähnliche Reproduktionswege ließen sich auch für viele andere Zeichnungen nachverfolgen.

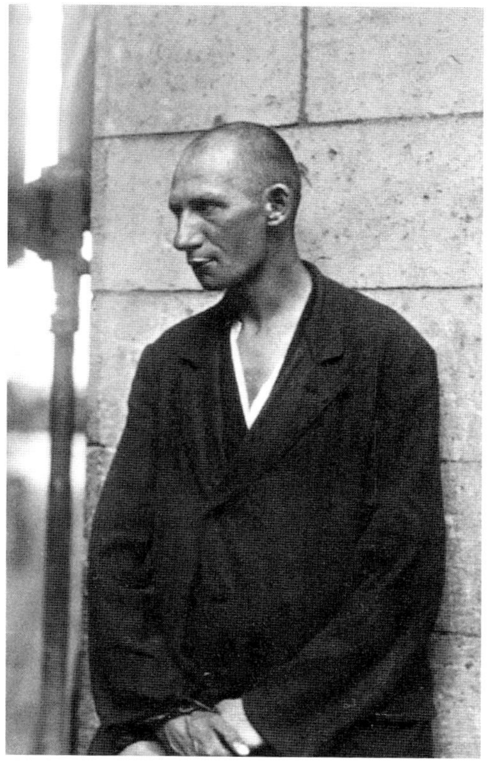

August Sander, **Arbeitslos,** 1928

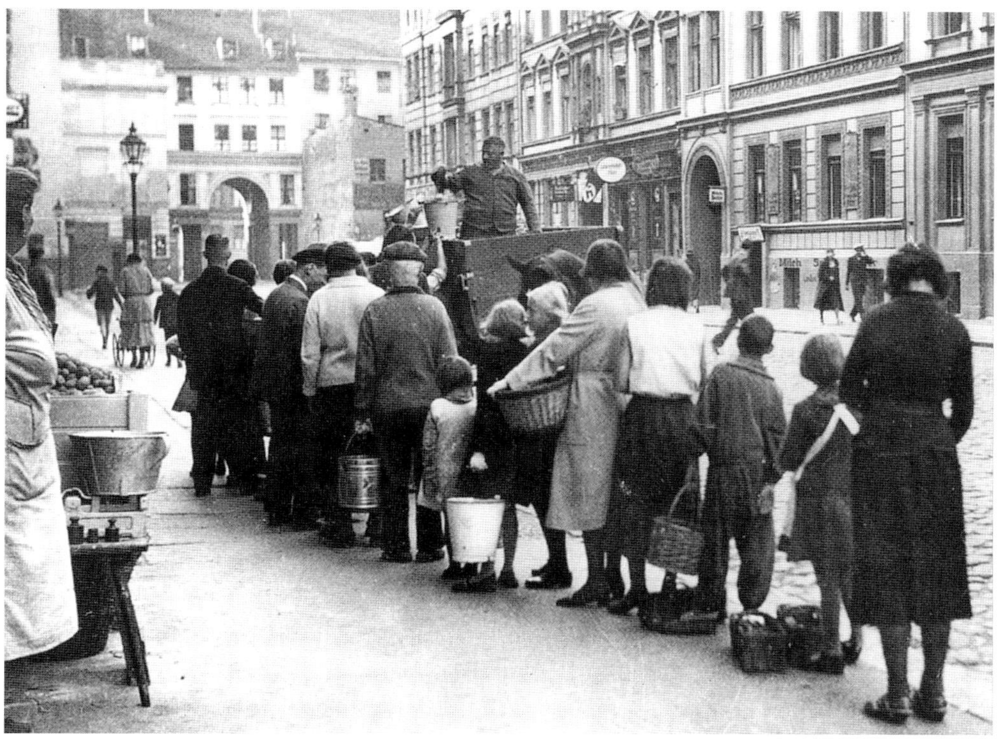

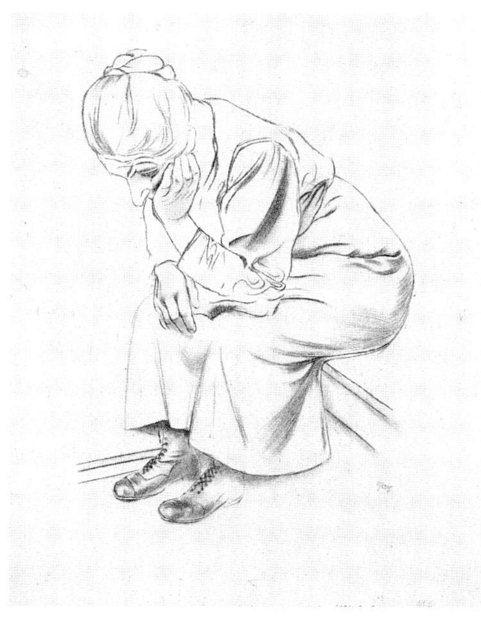

Sie macht nur sauber, 1924

LINKS:
Straßenszene Berlin-Kreuzberg, 1930

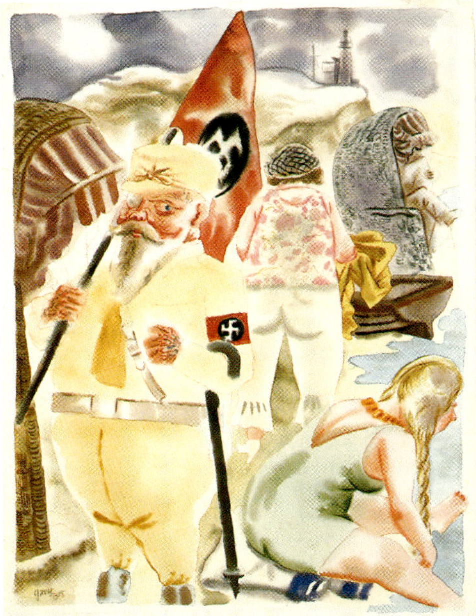

Ein Mann von Überzeugung, 1928

Grosz sah sich selbst in der Zeit um 1920 nicht als Künstler: »All diese Dinge, Menschen und Erscheinungen wurden von mir sorgfältig gezeichnet. Ich liebte nichts davon, weder die im Restaurant, noch die auf der Straße. Ich hatte die Arroganz, mich als Naturwissenschaftler zu bezeichnen, nicht als Maler oder gar als Satiriker.« (JN, S. 121 f.) Deutlicher als seiner Autobiographie ist sein Standpunkt dem schon mehrfach erwähnten Text »Statt einer Biographie« zu entnehmen. Er wendet sich hier massiv gegen eine bürgerliche Kunst und die Künstler, die sie machen: »Bemüht ihr euch, die Ideenwelt der Proletarier zu erleben und zu erfassen und den Ausbeutern und den Niederhaltern entgegenzustellen? was euch doch immerhin möglich sein müßte! Fragt ihr euch, ob es nicht endlich an der Zeit ist, mit euren perlmutternen Dekorationen aufzuhören? Ihr gebt vor, zeitlos zu sein und über den Parteien zu stehen, ihr Hüter des ›elfenbeinernen Turmes‹ in euch, ihr gebt vor, für den Menschen zu schaffen – wo ist der Mensch?!! Was ist eure schöpferische Indifferenz und euer abstraktes Gefasel von der Zeitlosigkeit anderes als eine lächerliche, nutzlose Spekulation auf die Ewigkeit? Eure Pinsel und Federn, die Waffen sein sollten, sind leere Strohhalme.«[34] In der Konsequenz solcher Gedanken schuf Grosz zeitbezogene, agitatorische Arbeiten, die er so breit wie möglich der Öffentlichkeit zugänglich zu machen versuchte.

In dieselbe Richtung zielte die sogenannte »Kunstlump«-Diskussion. Während des Kapp-Putsches kam es auch in Dresden zu bewaffneten Auseinandersetzungen zwischen Putschisten und der Bevölkerung. Im Zwinger wurde ein Rubens-Bild von einer Kugel getroffen. Oskar Kokoschka, damals Professor an der Dresdener Akademie, appellierte an die Öffentlichkeit, die Kämpfe woanders auszutragen, vielleicht auch durch Zweikämpfe der politischen Führer im Zirkus zu ersetzen, was vermutlich nicht ganz ernst gemeint war. Als Antwort darauf verfaßten George Grosz und John Heartfield einen Artikel in der Zeitschrift »Der Gegner« mit dem Titel »Der Kunstlump«. Gemeint war damit Kokoschka, der, so Heartfield und Grosz, die Kunst und Kultur des Bürgertums höher stelle als das Leben der Arbeiterklasse. »Wir begrüßen mit Freude, daß die Kugeln in Galerien und Paläste, in die Meisterbilder der Rubens sausen, statt in die Häuser der Armen in den Arbeitervierteln. Wir begrüßen es, wenn der offene Kampf zwischen Kapital und Arbeit dort sich abspielt, wo die schändliche Kultur und Kunst zu Hause ist, die stets dazu diente, den Armen zu knebeln, die den Bourgeois am Sonntag erbaute, damit er am Montag seinen Fellhandel, seine Ausbeutung um so beruhigter aufnehmen konnte!«[35] Der Kölner Maler Franz W. Seiwert meldete sich in Pfemferts »Die Aktion« zu Wort und pflichtete diesem Standpunkt bei.

Die Reaktion der kommunistischen Presse wendete sich nicht nur gegen Kokoschka, sondern auch gegen Heartfield und Grosz, denen der Vorwurf des Vandalismus gemacht wurde. Heartfield, Grosz und Seiwert stiegen in eine Debatte ein, die mit den italienischen Futuristen begonnen hatte, alle überkommenen bürgerlichen Traditionen ablehnte und in der Forderung gipfelte, die Kunst zugunsten der engagierten Lebenspraxis aufzugeben. Diese Ansicht findet sich sowohl bei den französischen Surrealisten als auch bei den russischen Konstruktivisten um Tatlin, Lissitzky und Rodschenko, am Bauhaus und in der holländischen Gruppe De Stijl. Es ging letztlich, wie Werner Hofmann es formulierte, um »die Interpenetration der Gattungen, die totale Expansion, die integrale Wirklichkeitsaneignung«[36].

In den besten Jahren, um 1923
Die Arbeiten Grosz' leben auch von den liebevoll ausgeführten Details. Hier sind es die übertrieben dargestellten geplatzten Äderchen auf Nase und Backe des Mannes.

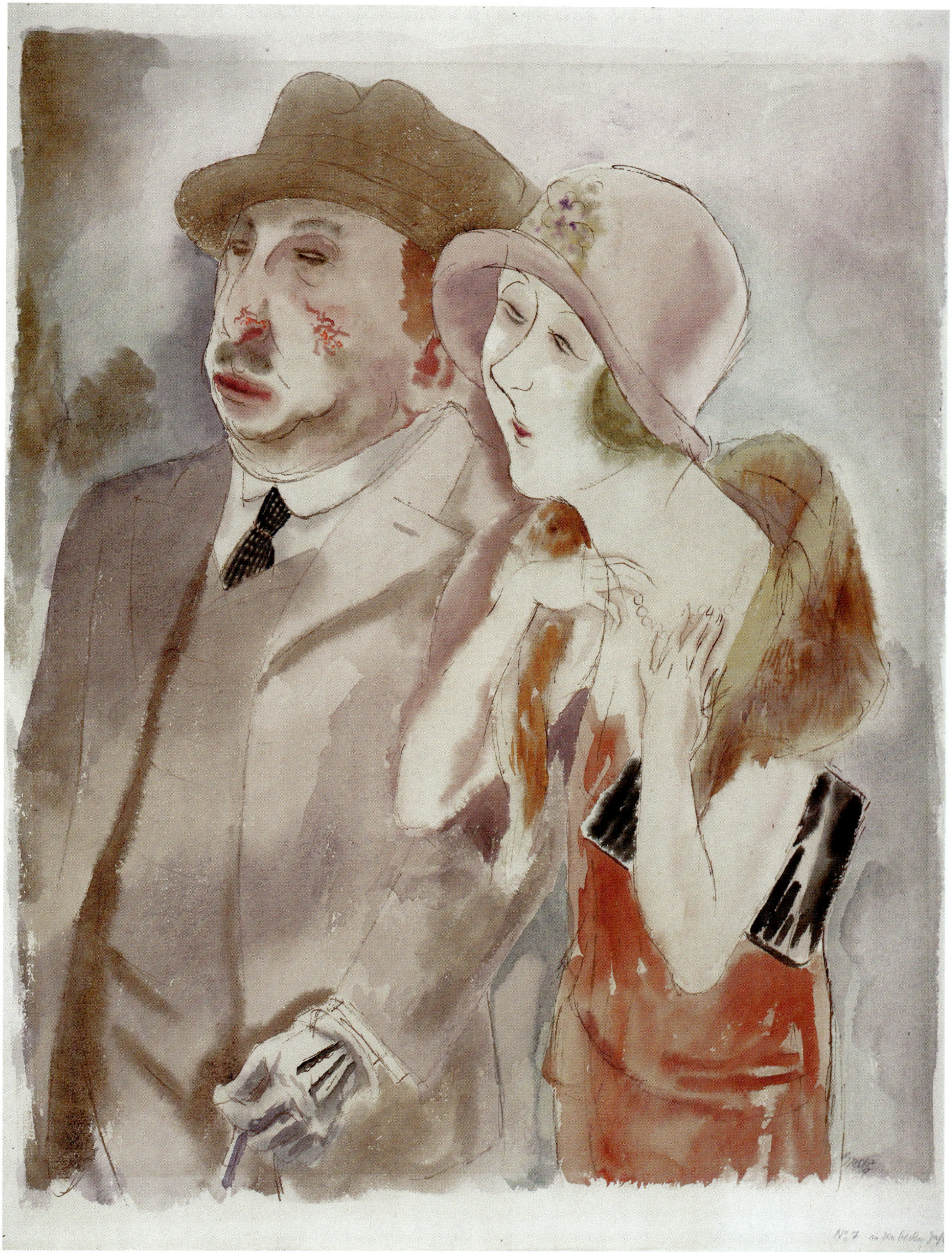
N° 7

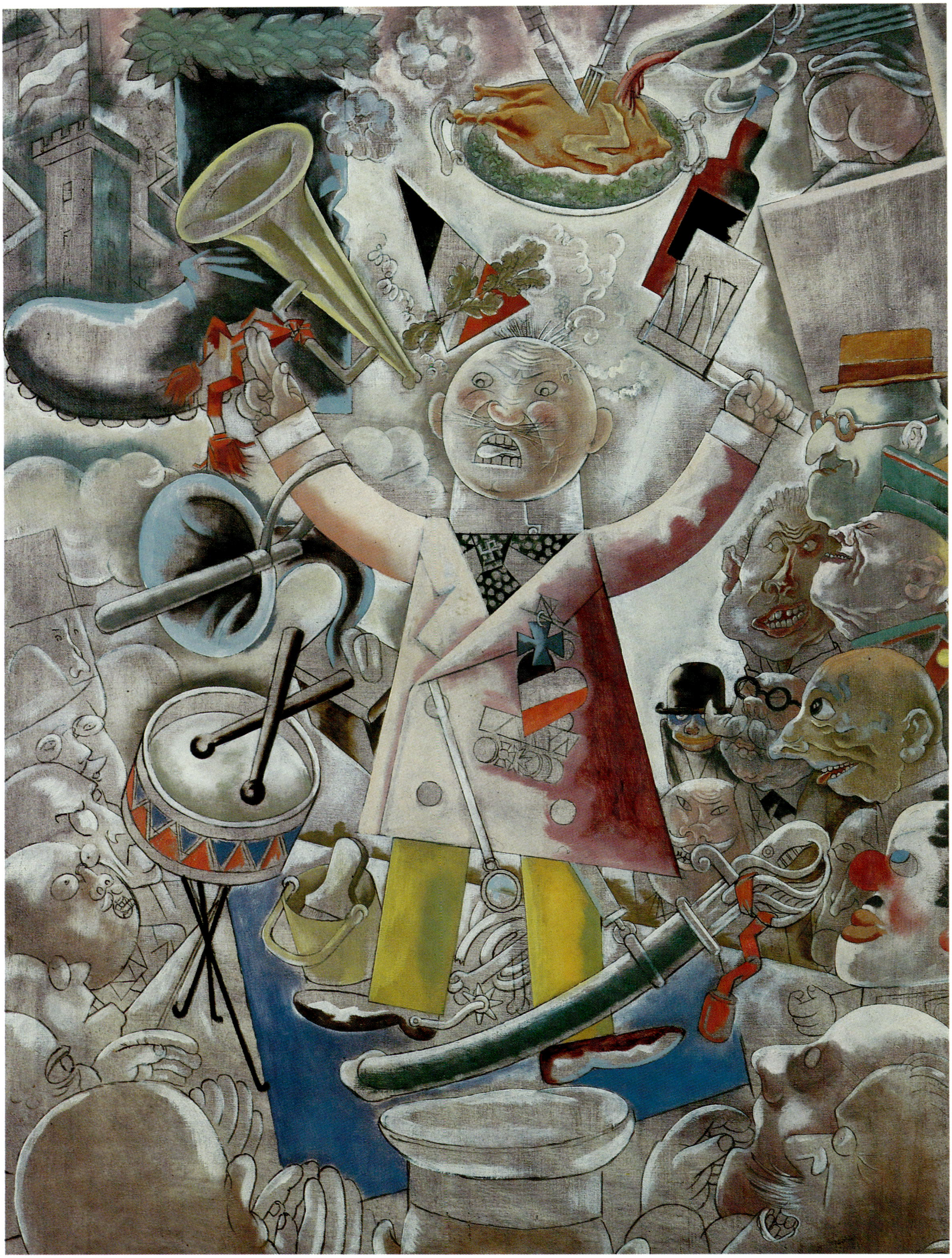

Kritischer Realismus und Desillusion

Auf der Höhe des Ruhms: 1921–1932

Die 20er Jahre allein als die »Roaring Twenties« zu sehen hieße, sie unzulässig auf wenige Aspekte zu reduzieren. Grosz charakterisierte sie folgendermaßen: »Überall erschollen Haßgesänge. Alle wurden gehaßt: die Juden, die Kapitalisten, die Junker, die Kommunisten, das Militär, die Hausbesitzer, die Arbeiter, die Arbeitslosen, die Schwarze Reichswehr, die Kontrollkommissionen, die Politiker, die Warenhäuser und nochmals die Juden. Es war eine Orgie der Verhetzung, und die Republik war schwach, kaum wahrnehmbar. [...] Es war eine völlig negative Welt, mit buntem Schaum obendrauf, den viele für das wahre, das glückliche Deutschland vor dem Anbruch der neuen Barbarei hielten.« (JN, S. 143)

1920 wurde in München die NSDAP gegründet, 1921 trat die SA (Sturmabteilung) zum ersten Mal auf, um politische Gegner zu terrorisieren, 1922 wurde der deutsche Außenminister Walter Rathenau ermordet. Rathenau hatte sich für die sogenannte Erfüllungspolitik eingesetzt, deren Ziel es war, den Siegermächten die Unerfüllbarkeit der Reparationsforderungen und gleichzeitig durch weitestgehendes Entgegenkommen den guten Willen Deutschlands klarzumachen. Das war Wasser auf die Mühlen der Rechten. Außerdem war Rathenau Jude. Dieser Mord, von ehemaligen Marineoffizieren und Freikorps-Leuten verübt, führte den Angriff auf die Demokratie fort, der mit den Morden an Luxemburg, Liebknecht und Kurt Eisner begonnen hatte. Politischer Mord war an der Tagesordnung und wurde vor allem von Mitgliedern der Freikorps als legitimes und ehrenhaftes Mittel des politischen Kampfes betrachtet. Zusammen mit anderen Künstlern protestierte Grosz öffentlich gegen den Rathenau-Mord. In Italien kam im gleichen Jahr Mussolini an die Macht, in der UdSSR wurde Stalin zum Generalsekretär des Zentralkomitees gewählt.

Eine Folge des Scheiterns der Erfüllungspolitik war die Inflation, die ihren Höhepunkt im Jahr 1923 erreichte. Während die Kleinverdiener ihren Lohn sofort ausgeben mußten, da er Stunden später nur noch einen Bruchteil wert war, stieß sich die Industrie, die die Inflation zu diesem Zwecke noch anheizte, gesund. Es gab plötzliche Aufsteiger und Profiteure wie Hugo Stinnes, der vor allem in der »Pleite« heftig attackiert wurde. In Grosz' doppelseitig dort erschienener Folge von Zeichnungen mit dem Titel *Wie werde ich ...... reich?* (Abb. S. 62) ist er im zweiten Bild von rechts in der untersten Reihe zu sehen: »Stütze den Dollar und laß Dich von der Regierung anpumpen.«

1923 war auch das Jahr des sogenannten Ruhrkampfes. Aufgrund ausstehender Reparationszahlungen besetzte Frankreich das Ruhrgebiet und verfügte damit nicht nur über Erzvorkommen in Lothringen, sondern auch über Kohle. Die Antwort war passiver Widerstand der Bevölkerung,

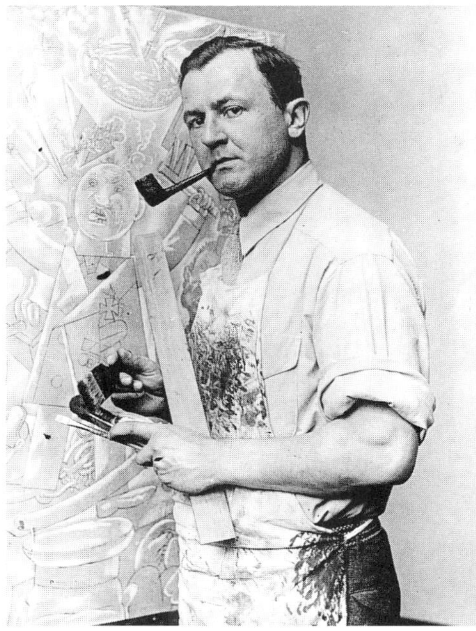

Grosz vor dem Gemälde *Der Agitator*, 1928

Der Agitator, 1928
Der Agitator versinnbildlicht den »Trommler Hitler«, vor dem Grosz immer wieder warnte. Er verspricht den Massen die Befriedigung ihrer leiblichen Bedürfnisse und bietet ihnen dafür Gummiknüppel, Soldatenstiefel und Hakenkreuze.

Animierdamen und Prostituierte, häufig abgetakelte und von ihrem Leben gezeichnete Frauen, gehörten zu den bevorzugten Bildgegenständen der realistischen Maler der zwanziger Jahre. Durch leichte Übertreibung verdeutlichen sie die Sachlage und zeigen die ungeschminkten Tatsachen.

gepaart mit Sabotageakten rechtsgerichteter nationalistischer Kreise gegen französische Einrichtungen. Aufsehen erregte die Erschießung des Saboteurs, ehemaligen Freikorps-Mitgliedes und nunmehrigen Nationalsozialisten Albert Leo Schlageter, der daraufhin von rechts bis zu den Kommunisten zum Helden, zum Märtyrer hochstilisiert wurde.

In Sachsen und Thüringen flammten noch einmal revolutionäre Hoffnungen auf, als beide Länder – allerdings nur für kurze Zeit – Einheitsfrontregierungen mit SPD und KPD bildeten. Gegenpol von rechts war der Hitlerputsch in München. Hitler wurde eingesperrt, nach einem halben Jahr vorzeitig wieder freigelassen. Während seiner Haft verfaßte er »Mein Kampf«.

Die Zeiten waren also alles andere als ruhig. In seiner Autobiographie erzählt Grosz von Max Hölz, einem bewährten Revolutionsfachmann, der bei kommunistischen Aufständen herangezogen wurde. Grosz' Betrachtungsweise ist fatalistisch wie sein gesamter Lebensrückblick. Hölz habe ihn »an jene kühnen Räuberhauptmänner, von denen wir in unserer Jugend lasen«, erinnert. »Wie sie war er ein Freund der Unterdrückten, ein Feind der Tyrannen und ein Liebling der Frauen.« (JN, S. 150) Nach seiner Führungsrolle im mitteldeutschen Aufstand 1921 wurde er verhaftet und, nach einer flammenden Rede, nicht wie geplant zum Tode, sondern zu Zuchthaus verurteilt. Es entstand beinahe ein Mythos um ihn. Aus dem Zuchthaus entlassen, wurde er zum Gesellschaftslöwen, dinierte mit der feinen Gesellschaft, geriet dann aber langsam in Vergessenheit. Die Schilderung Grosz' ist retrospektiv und gibt das Engagement und die Unruhe jener Zeit der Lächerlichkeit preis. In Wirklichkeit war Grosz zu dieser Zeit immer noch Sympathisant der Spartakisten, wie auch seine Stellungnahme anläßlich der »Kunstlump«-Auseinandersetzung beweist.

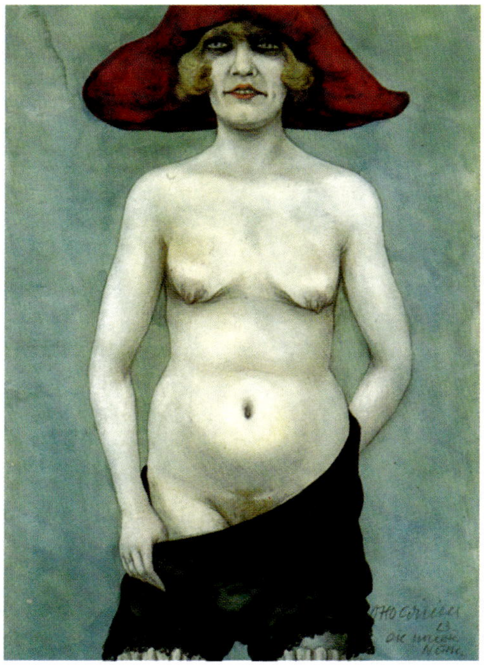

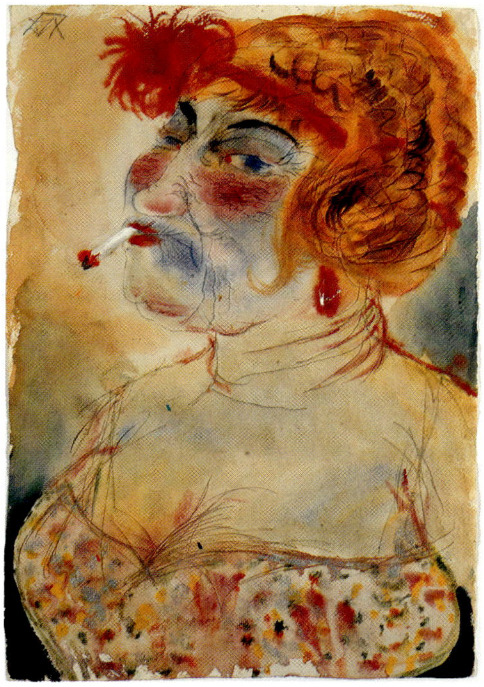

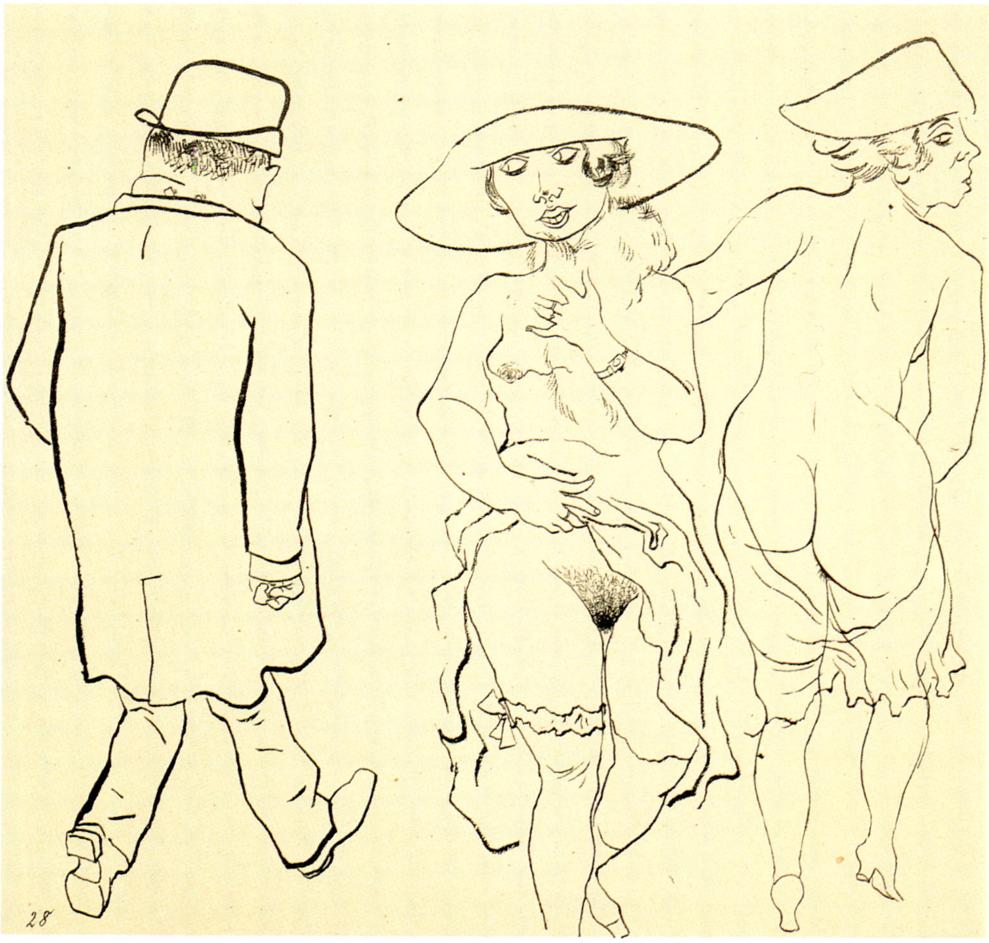

GANZ OBEN:
Otto Griebel, **Die nackte Nutte,** 1923

OBEN:
Otto Dix, **Puffmutter,** um 1923

NEBENSTEHEND:
Promenade, 1922

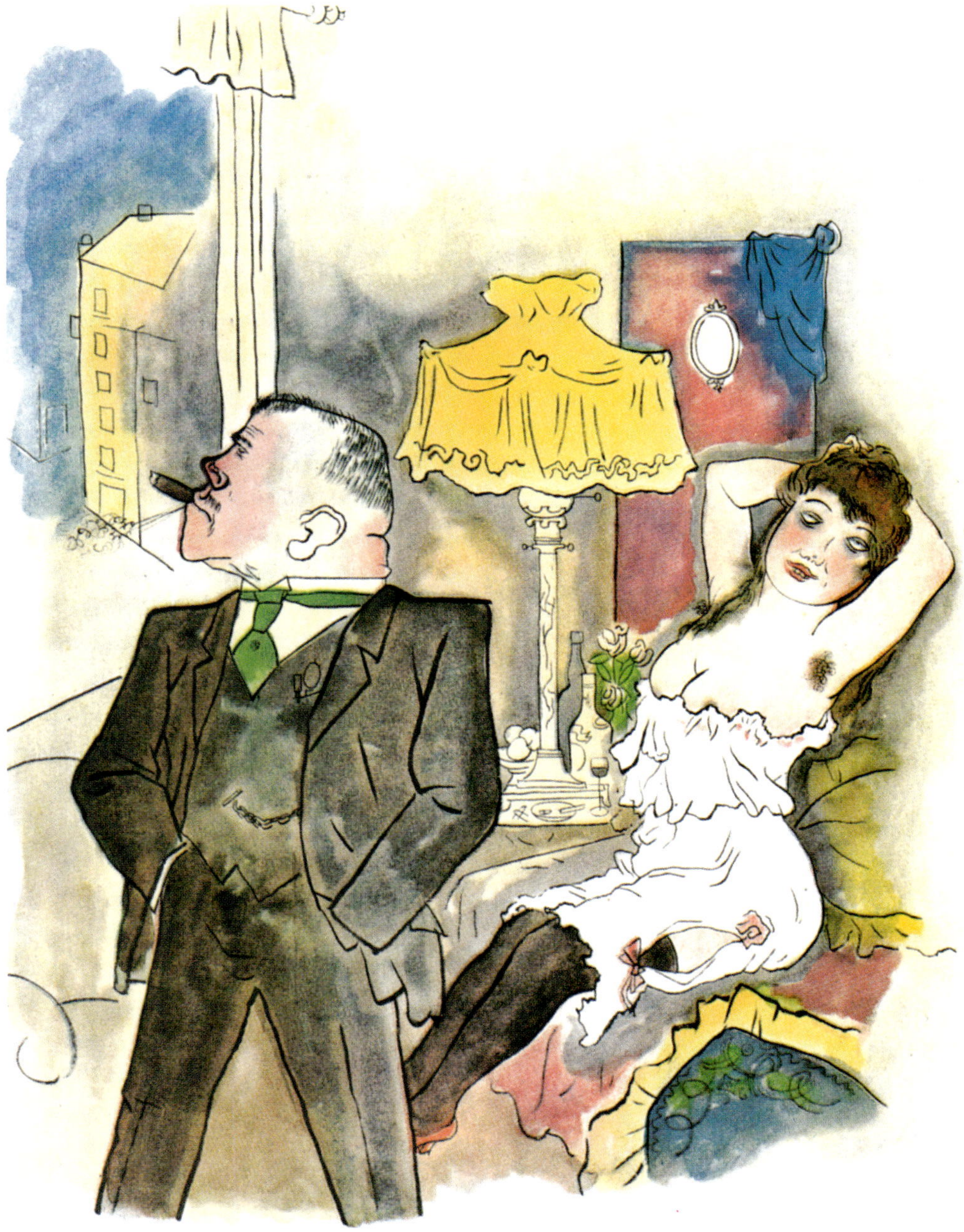

Kraft und Anmut, 1922
Die Bildtitel konterkarieren oft den Inhalt. Grosz erzeugt damit Spannung und Witz. Hier nimmt er die traditionelle Rollenverteilung und gleichzeitig die bürgerliche Doppelmoral aufs Korn.

Im Sommer 1922 reiste er zusammen mit dem Schriftsteller Martin Andersen-Nexø nach Rußland. Nexø sollte ein Buch über Rußland schreiben, Grosz die Illustrationen dazu liefern. Die Reise, die organisiert und planmäßig hätte ablaufen sollen, war von zahlreichen Hindernissen begleitet. Vergeblich warteten sie auf das Schiff, das die beiden von Dänemark nach Rußland bringen sollte. Als sie nach einer Schiffsreise auf eigene Faust in Murmansk ankamen, wurden sie als Spione verhaftet. Schließlich wurden ihre Papiere bestätigt. Grosz lernte den Generalsekretär der Komintern (Kommunistische Internationale) Sinowjew kennen, er traf Tatlin, einen der Begründer des russischen Konstruktivismus, und schließlich wurde er sogar Lenin vorgestellt, der die Mappe »Das Gesicht der herrschenden Klasse« gekannt und geschätzt haben soll. Er wurde von Karl Radek empfangen, dem Deutschlandbeauftragten des Zentralkomitees der KPdSU, die Fahrt von Moskau nach Leningrad verbrachte er mit dem Volkskommissar für Bildung und Kultur Lunatscharski. »Meine Reise war kein Erfolg gewesen. [. . .] Ich war nicht enttäuscht, aber auch nicht gerade erfreut über all das, was ich gesehen hatte. Den Splitter, der damals in meinen Augen saß, und mit dem ich die westlichen kapitalisti-

»Angriff auf die öffentliche Moral« – Grosz und die Mühlen der Justiz

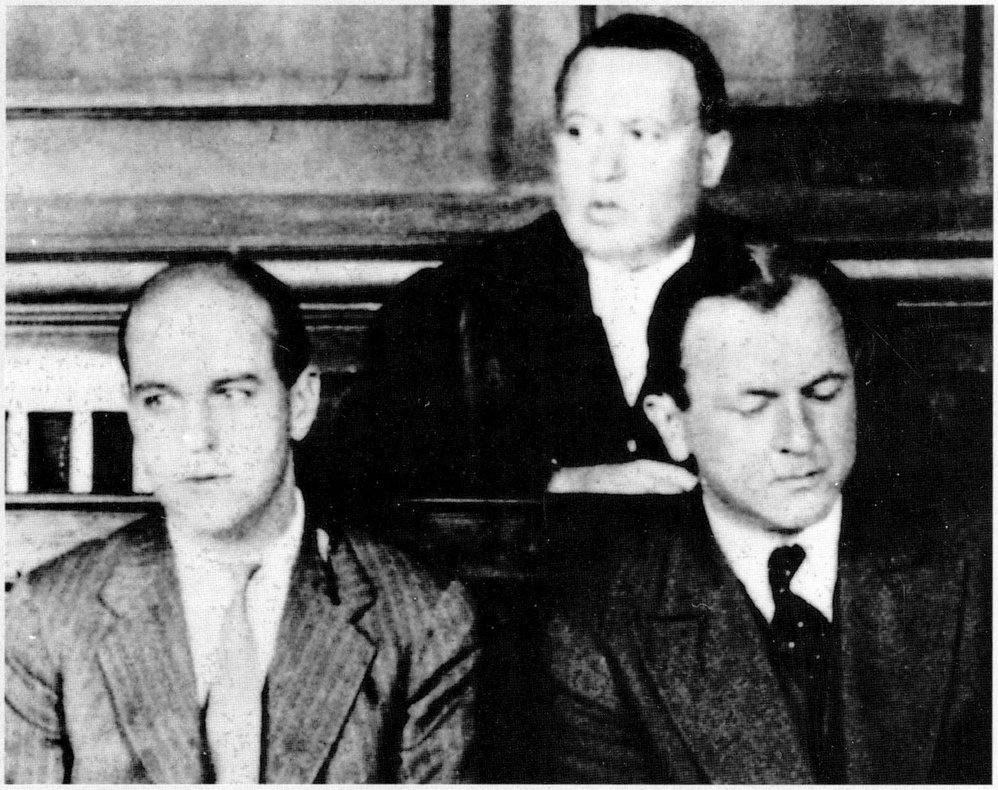

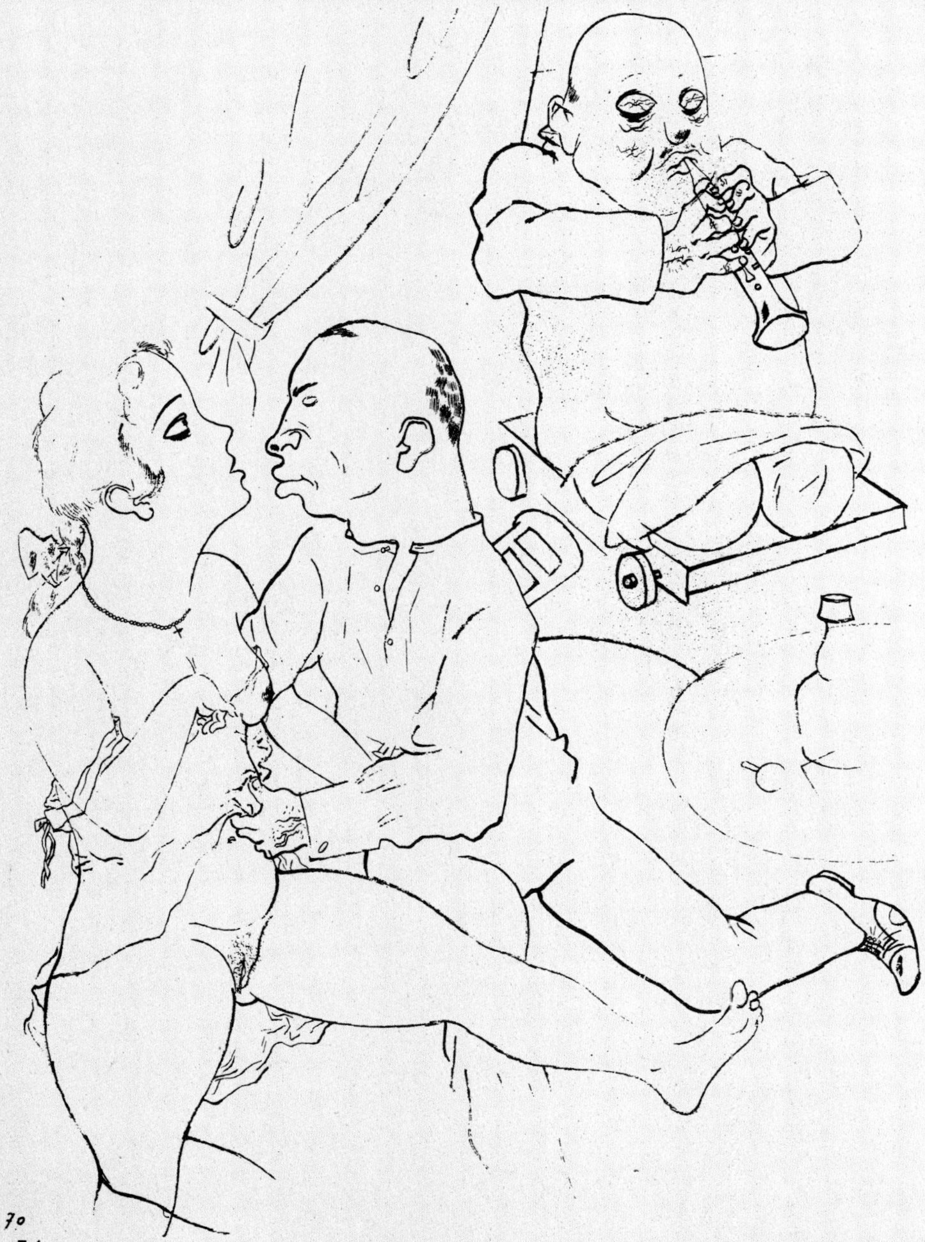

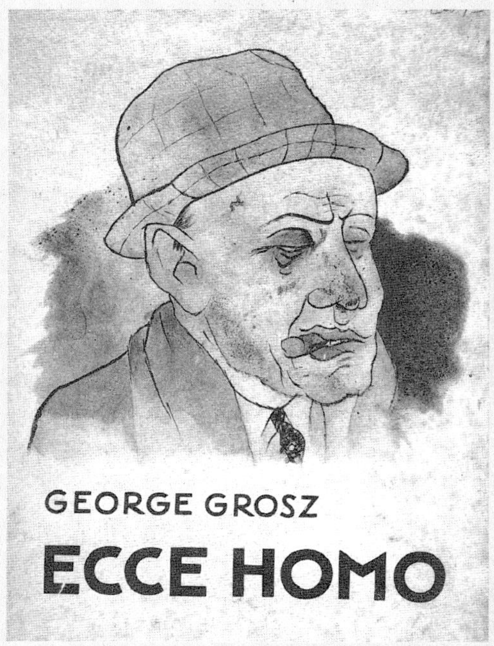

OBEN LINKS:
Grosz, Wieland Herzfelde und Verteidiger Apfel im »Gotteslästerungs«-Prozeß, 1929

MITTE:
Titelblatt zur Mappe »Ecce Homo«, 1922

NEBENSTEHEND:
Ständchen, 1922

GEGENÜBER:
Querschnitt, 1919/20

Die Veröffentlichung der Mappe »Ecce Homo« brachte Grosz 1924 eine hohe Geldstrafe wegen »Angriffs auf die öffentliche Moral«. Er hatte die bürgerliche Gesellschaft mit seiner spitzen Feder an ihrer empfindlichsten Stelle getroffen.

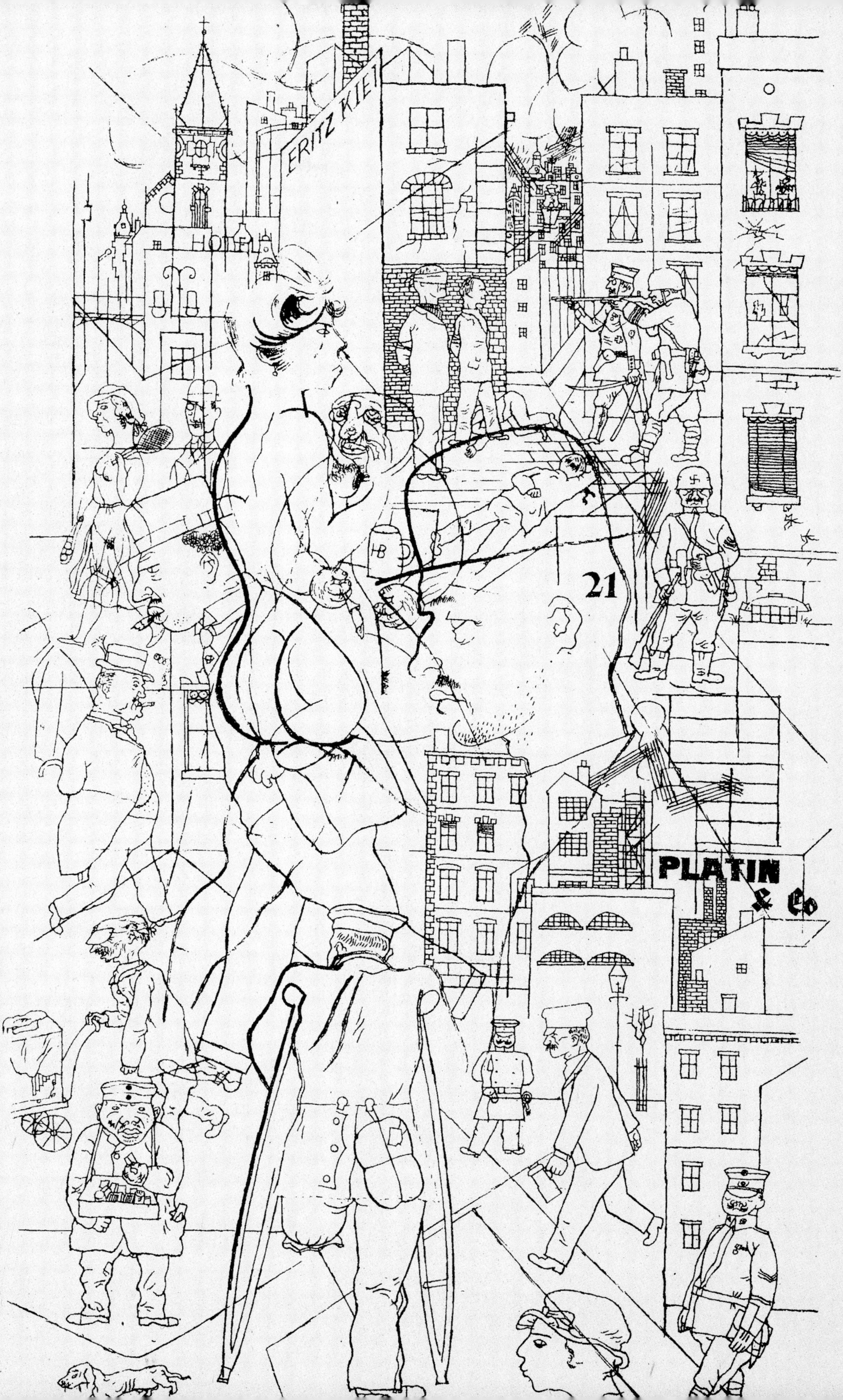
ERITZ KIET
HOTEL
HB
21
PLATIN
& Co

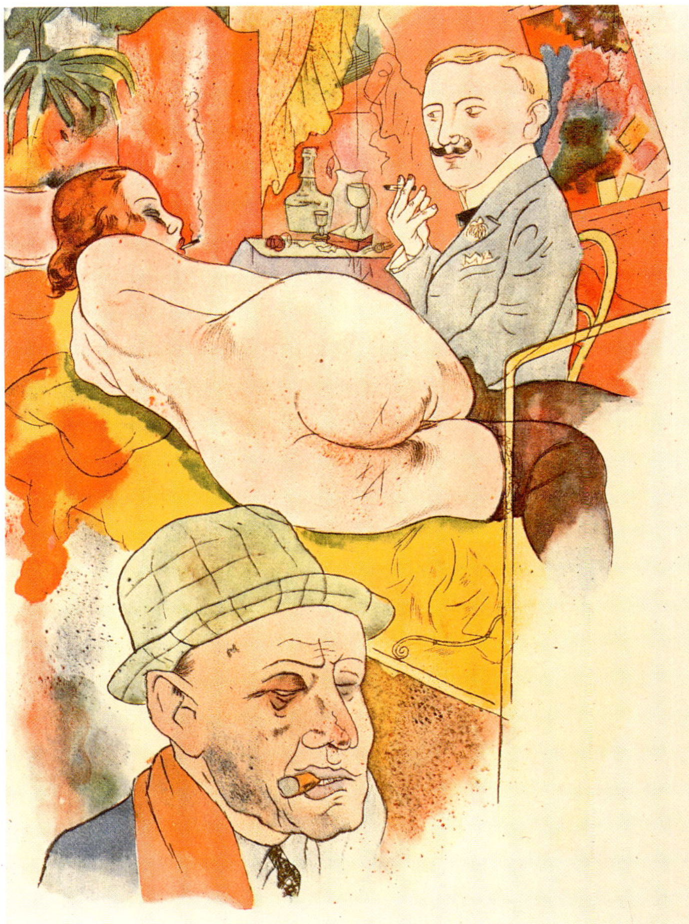

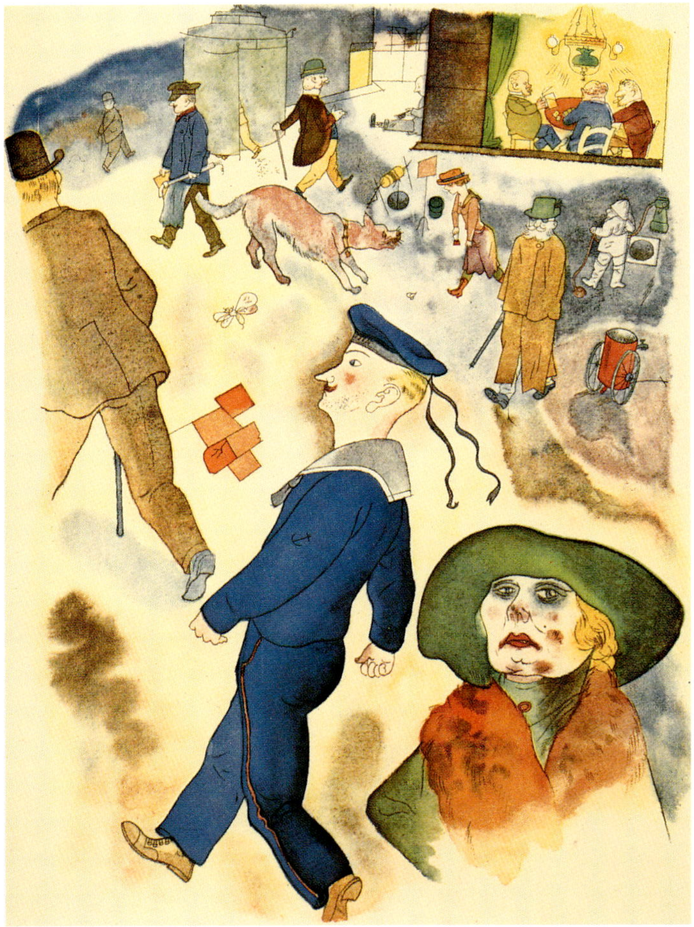

OBEN LINKS:
Ecce Homo, 1921

OBEN RECHTS:
Passanten, 1921

schen Länder sah, diesen Splitter wurde ich auch in Rußland nicht los.« (JN, S. 176) Aufgrund der Tatsache, daß Grosz höchstrangigen Leuten in der Sowjetunion begegnet ist, kann man annehmen, daß er sich einiger Berühmtheit erfreute. Seine Erfahrungen dort mögen zwar ernüchternd gewirkt haben, grundsätzlich haben sie seine politische Anschauung jedoch nicht geändert.

Er ist oft gefragt worden, aus welcher Motivation heraus Grosz gezeichnet habe. Immer wieder ist sein Haß genannt worden. Man kann Grosz jedoch nicht darauf festlegen. Seine Zeichnungen und Bilder sind auch keine Illustrationen parteipolitischer Doktrinen. Er bedient sich einer – inzwischen ziemlich aus der Mode gekommenen – dialektischen, ebenso aber einer apokalyptischen und einer sympathetischen, das heißt einer auf Mitleid beruhenden Darstellungsweise. In seiner Menschenverachtung, die er zur Schau stellt, steckt eine Portion humanistischer Idealismus; dieser enthält ein moralisches Element und ist zugleich Ausdruck des Strebens nach Unabhängigkeit.

Nichtsdestoweniger war Grosz während der 20er Jahre gesellschaftlich stark engagiert. Er beteiligte sich an Protesten und Aufrufen. »Wo gegen Unrecht überparteilich protestiert wird, ist Grosz in den zwanziger Jahren dabei.«[37] Zu nennen wäre die Internationale Arbeiterhilfe (IAH), gegründet 1921 durch Willi Münzenberg, damals Leiter der Kommunistischen Jugendinternationale und später (1925) Gründer der AIZ (Arbeiter Illustrierte Zeitung), die berühmt wurde durch John Heartfields politische Fotomontagen. Die IAH war eine Reaktion auf die Mißernte und die darauf folgende Hungersnot in Rußland. Im Komitee saßen unter anderem Albert Einstein, Bernard Shaw und eben Grosz.

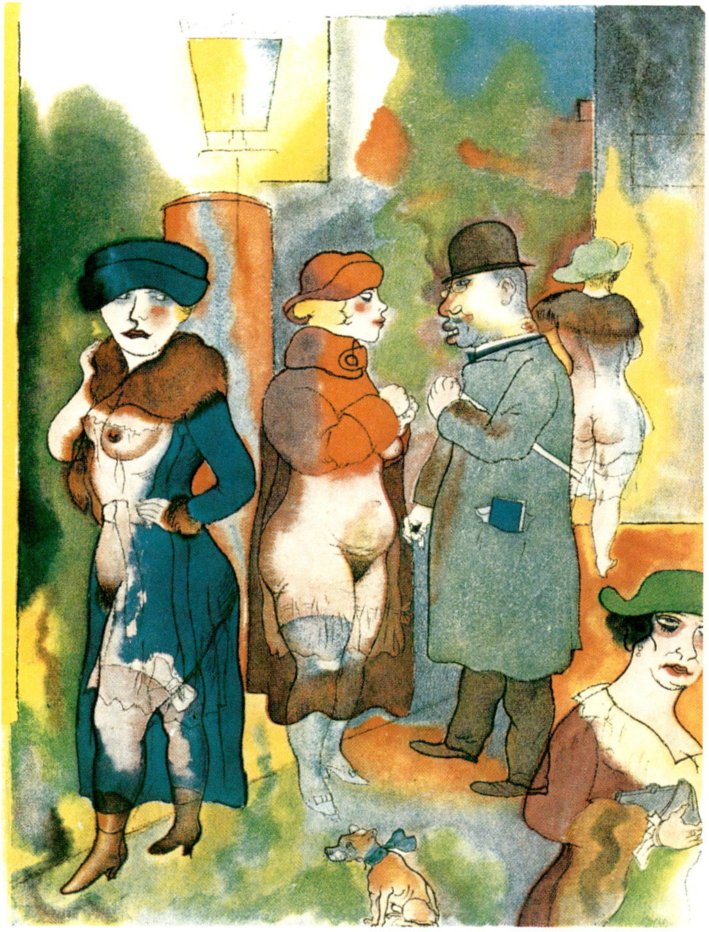

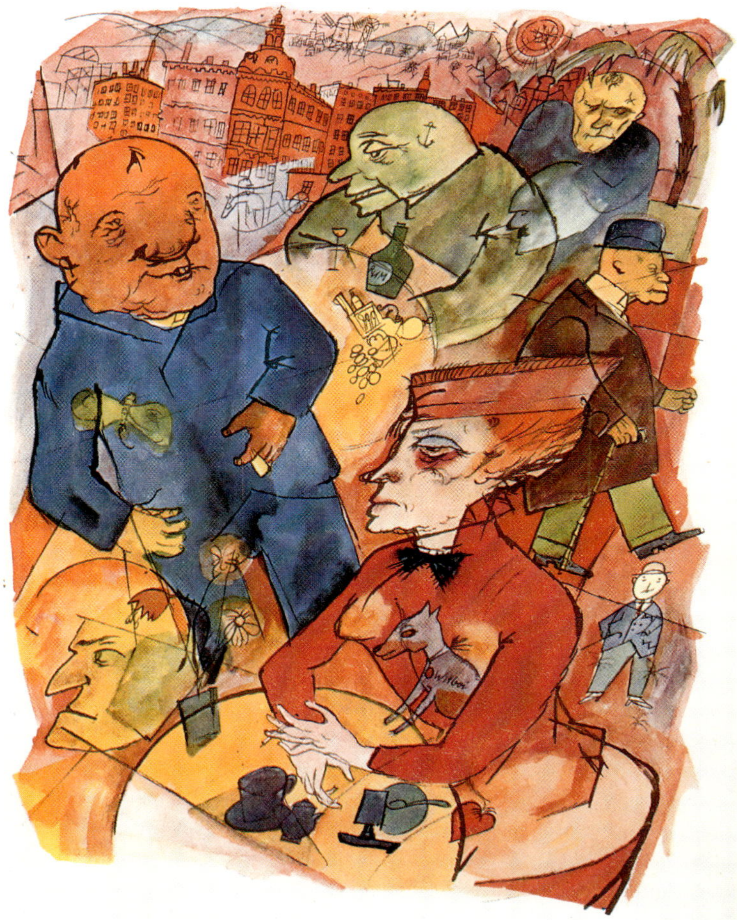

1923 hörte Grosz auf, der KPD Mitgliedsbeiträge zu bezahlen. Trotzdem wurde er 1924 Vorsitzender der »Roten Gruppe«, Sekretär war John Heartfield, Schriftführer Rudolf Schlichter. Zu den Mitgliedern zählten auch Otto Dix, Otto Nagel und Otto Griebel. Das Programm der Gruppe, die sich daneben »Vereinigung kommunistischer Künstler« nannte, sah vor, daß jeder, auch der Künstler, seine Fähigkeiten in den Dienst des Klassenkampfes zu stellen habe. Es wurde »praktische Mithilfe bei allen revolutionären Veranstaltungen« gefordert, daneben »Auftreten gegen die freideutschen ideologischen Überreste in proletarischen Veranstaltungen (Heimatlied-Romantik).«[38] Die Rote Gruppe, über deren Aktivitäten kaum etwas bekannt ist, ging später, 1928, in die »Association Revolutionärer Bildender Künstler Deutschlands« (genannt Asso) ein, in der Grosz keine tragende Rolle mehr spielte.

Ebenfalls 1924 sah sich Grosz erneut einer Anklage gegenüber, diesmal aufgrund der Veröffentlichung von »Ecce Homo«. Es wurde ihm Verletzung der öffentlichen Moral vorgeworfen. Außerdem, so hieß es, würde er die inneren Werte des deutschen Volkes in den Schmutz ziehen. Der Schriftsteller Max Herrmann-Neisse, den Grosz zweimal porträtiert hat, schrieb über »Ecce Homo«: »Du schlägst das Werk auf und hast die Quintessenz von dem, was dich umgibt: die Sorte, die dich zu regieren beansprucht; die Stupidität der Untertanen, die solchen Anspruch ermöglicht und begünstigt; die unendliche Mießheit deiner eigenen Mittelstandsherkunft; die doofe, schmierige, unreelle Marke ›Erotik‹, der du dein (besser unterbliebenes) Dasein verdankst und der du bald selber wieder anheimfallen wirst. Ein ganzer, ausführlicher Anschauungsunterricht, Kunst und historisches Dokument gewordenes Lebenspanorama, Zeige-

OBEN LINKS:
Vor Sonnenaufgang, 1922

OBEN RECHTS:
Ach knallige Welt, du seliges Abnormitätenkabinett, 1916

Anders als in seinen früheren politischen Mappen kritisiert Grosz in »Ecce Homo« das bürgerliche Privatleben. Er demaskiert die erotischen Ausschweifungen und Obsessionen, die der angesehene Bürger hinter seiner biederen Fassade versteckt, um die öffentliche Moral aufrecht zu erhalten.

ABBILDUNG SEITE 60:
Der Mädchenhändler, 1918

ABBILDUNG SEITE 61:
Schönheit, dich will ich preisen, 1919

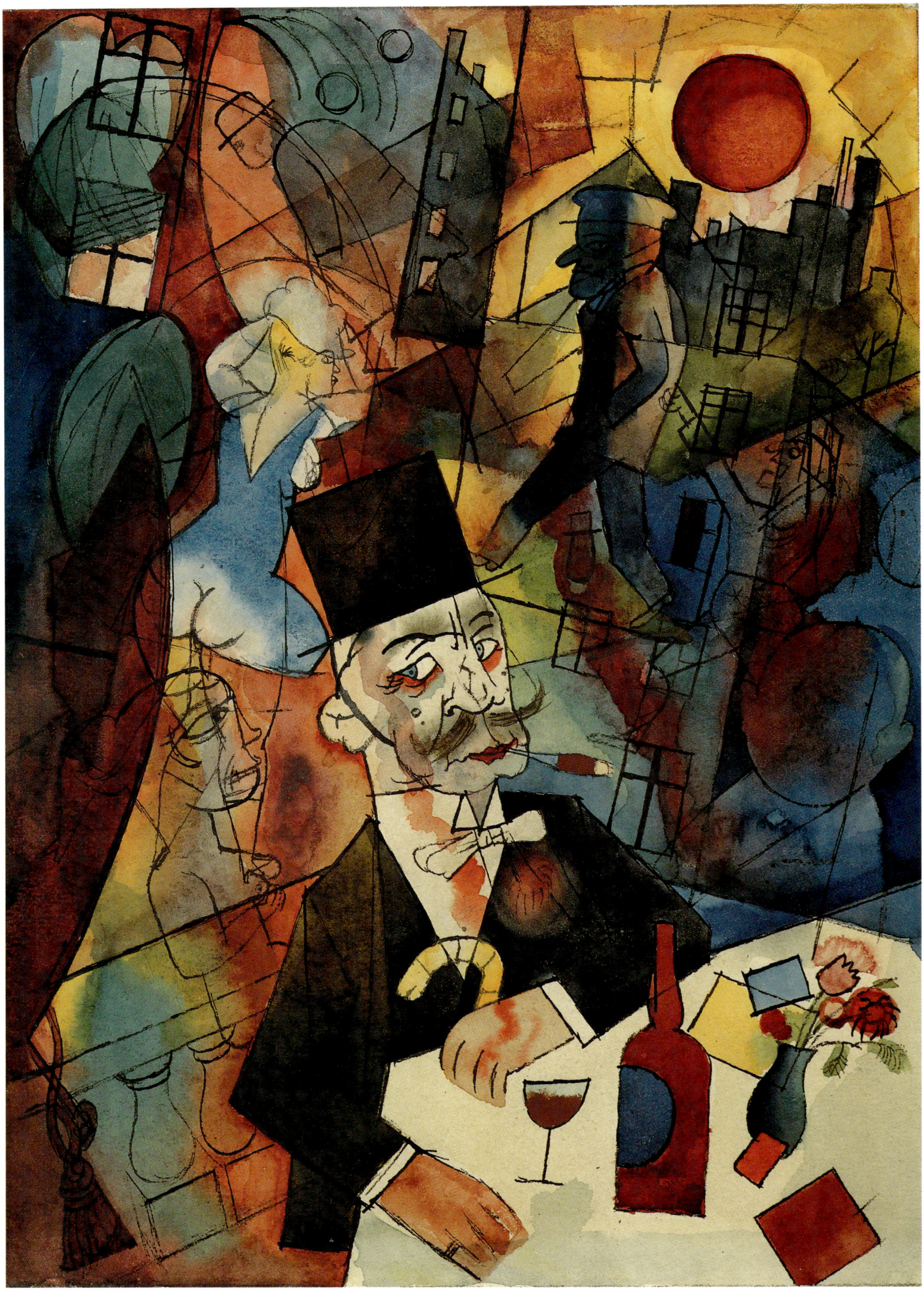

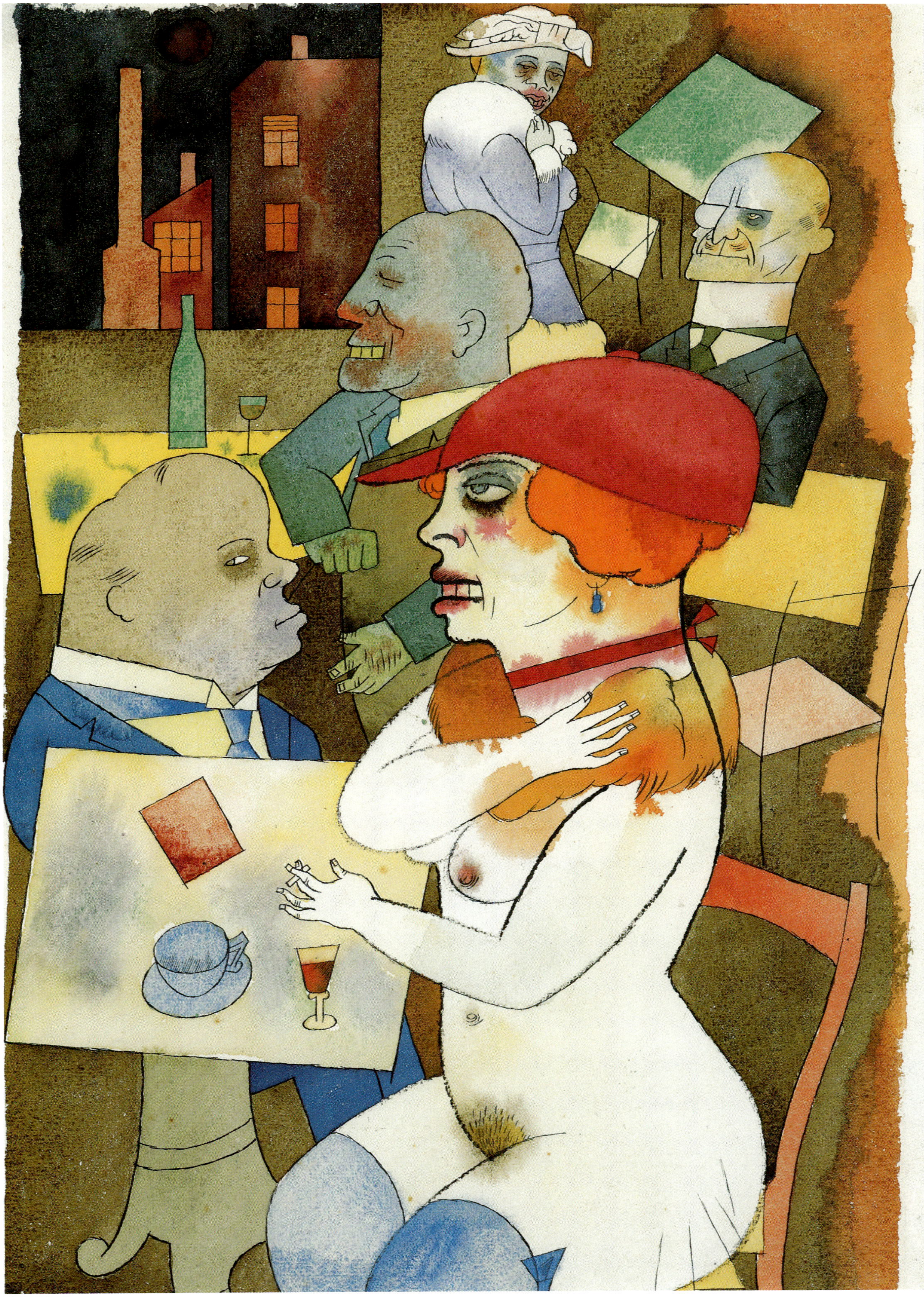

Wie werde ich . . . . . . reich?

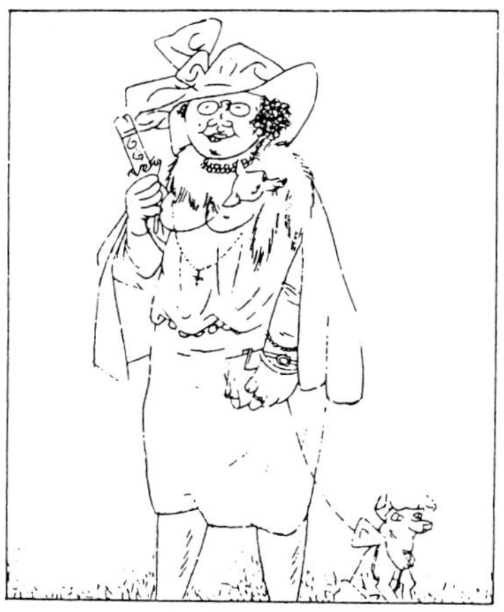

Wähle die richtige Frau

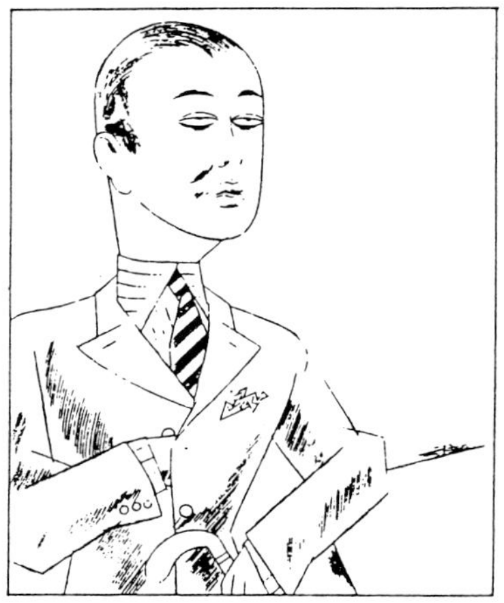

Werde Filmstar

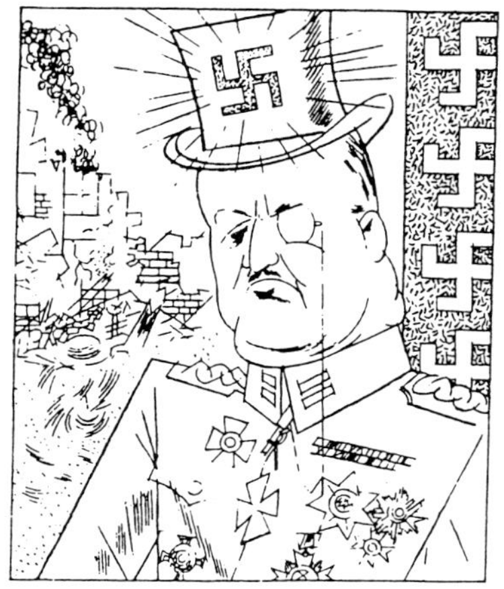

Gewinne Schlachten, verliere Kriege, schreibe Memoiren und versilbere sie in Dollar und Pfund

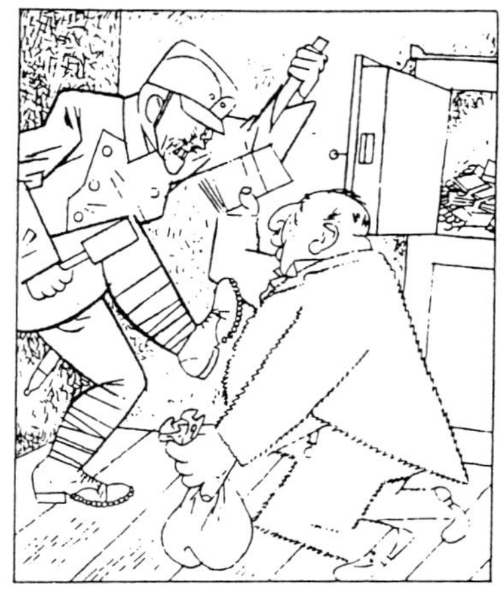

Werde Faschist, spekuliere auf Pogrome und sammle die jüdischen Reichtümer

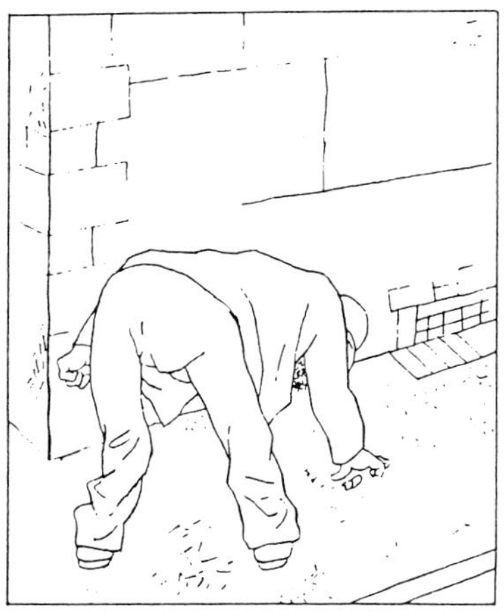

Sammle Zigarrenstummel

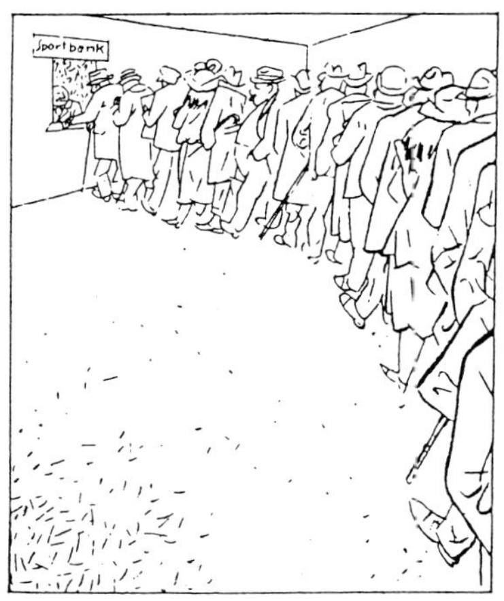

Gründe eine Sportbank

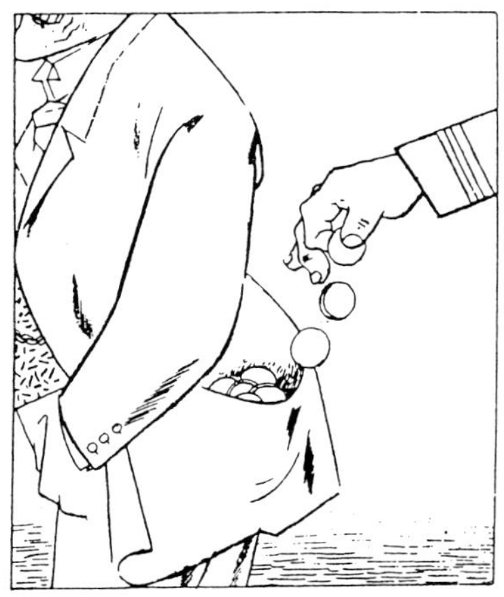

Werde Separatist, dann rollt der Frank von selbst in deine Tasche

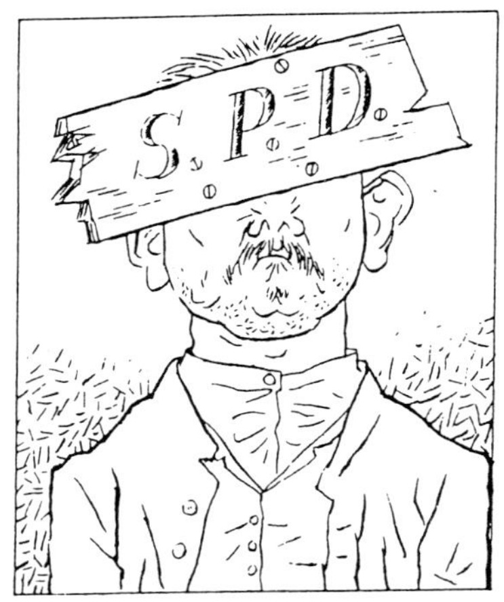

Mache in politischer Karriere

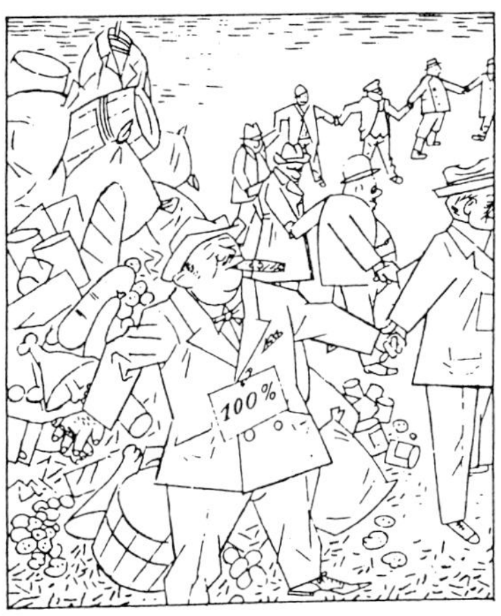

Werde Zwischenhändler

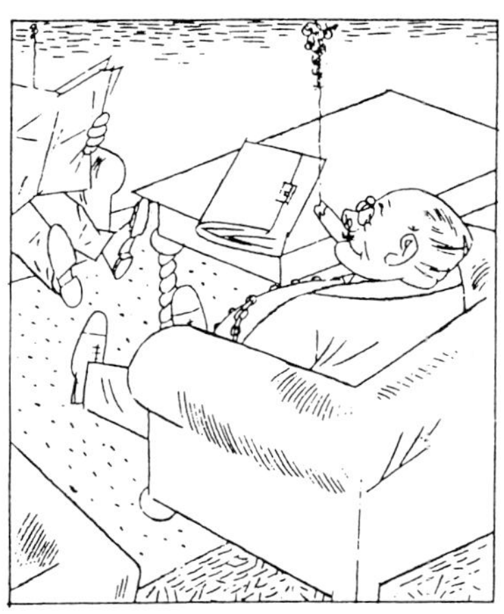

Laß Dich ins Parlament wählen

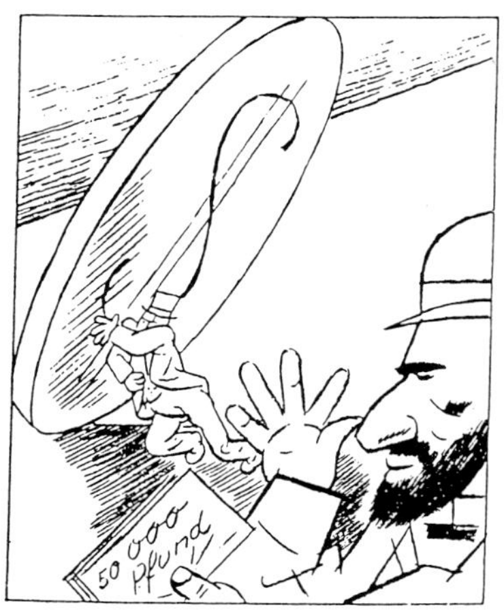

Stütze den Dollar und laß Dich von der Regierung anpumpen.

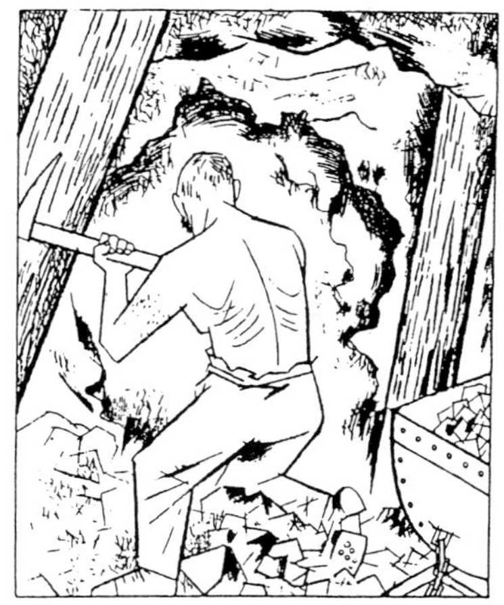

Durch Arbeit nie!

GEGENÜBER:
Wie werde ich . . . . . . reich? Bilderfolge aus »Die Pleite«, 1923

UNTEN:
Soirée, 1922
In seiner Autobiographie verglich Grosz die Menschen bei offiziellen Empfängen mit Insekten: »Wie buntschillernde Käferflügel sind die Kleider der Frauen, wie dunkle Mistkäfer dazwischen die Fräcke der Männer. Und welch insektenhafte Gefräßigkeit entwickeln alle vor vollbesetzten Büffets!«

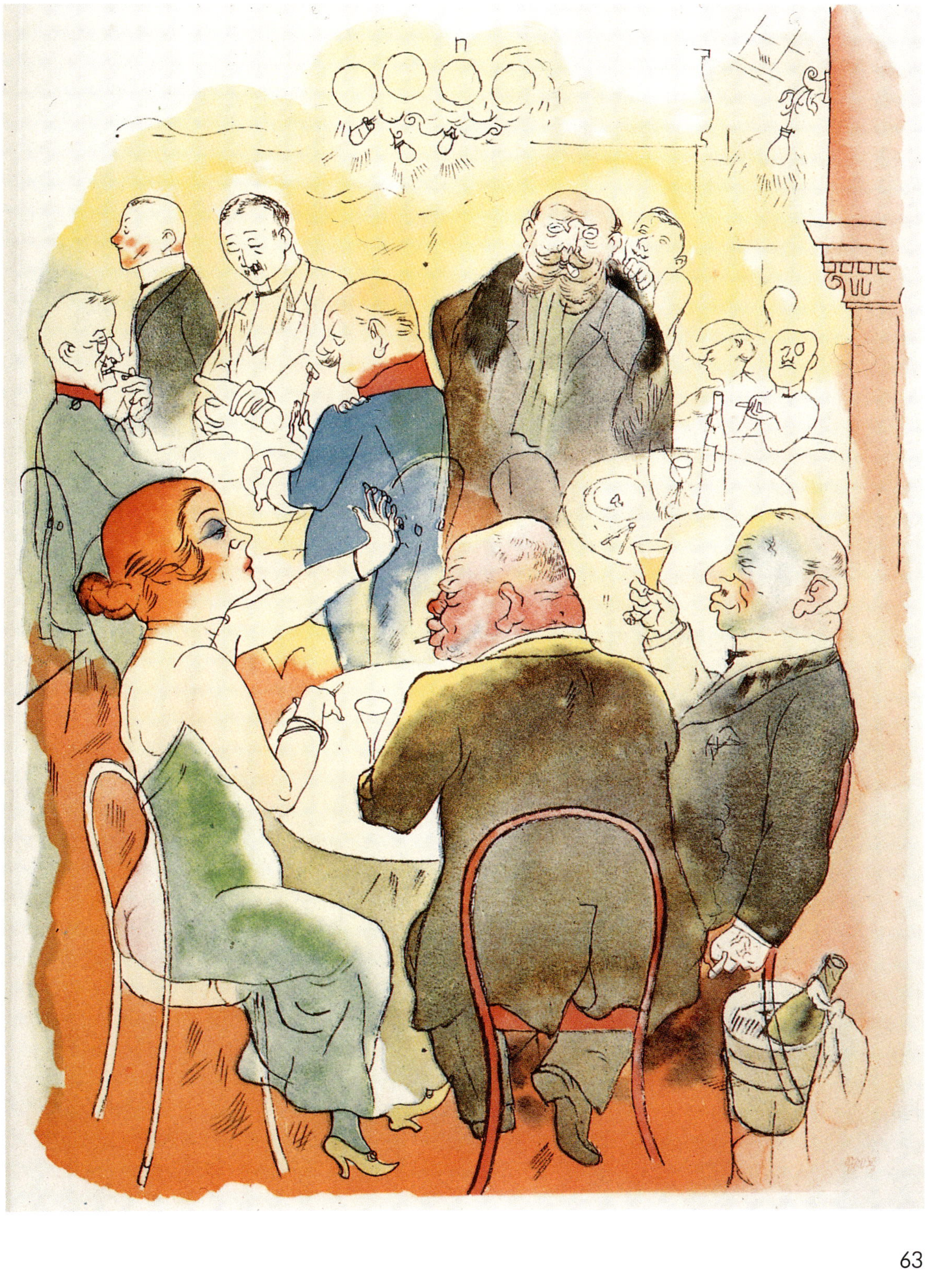

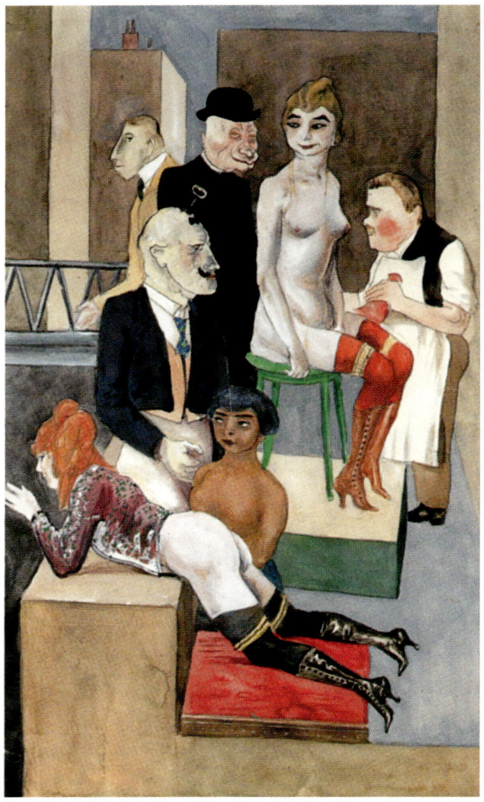

Rudolf Schlichter, **Zusammenkunft von Fetischisten und manischen Flagellanten,** um 1921

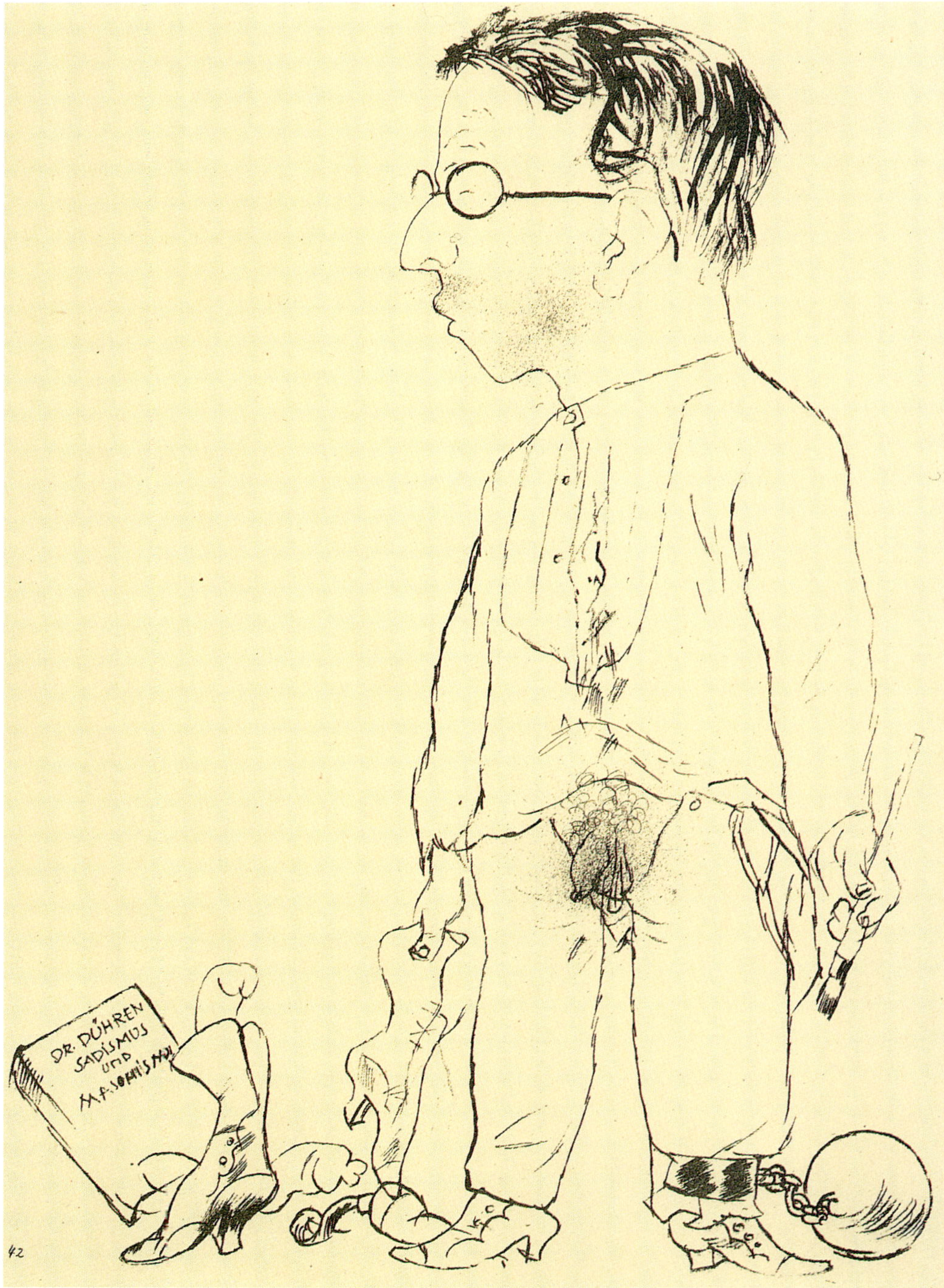

Rudi S., 1921
Rudolf Schlichter, der Maler, den Grosz hier aufs Korn nimmt, war ein Fetischist, der sich offen zu seiner erotischen Vorliebe für lange Schnürstiefel bekannte und dies in seinen Gemälden zum Ausdruck brachte. Grosz selbst hielt seine Produktion derber pornographischer Aquarelle in dieser Zeit geheim.

stockchronik. Kein Amüsement!«[39] Die Mappe wurde als Pornographie beschlagnahmt, Grosz wurde zu einer Geldstrafe von 6000 Mark verurteilt, und 24 der insgesamt 100 Druckplatten wurden konfisziert. Im Prozeß selbst erwies sich Grosz als wenig redegewandt, seine Argumentation war brüchig, er stockte häufig. Doch seinem Bekanntheitsgrad war die Affäre durchaus zuträglich.

Die erste Einzelausstellung seiner Arbeiten hatte 1920 Hans Goltz in München ausgerichtet. 1923 wurde Grosz von Alfred Flechtheim in Berlin unter Vertrag genommen. Flechtheim hatte in Deutschland die moderne französische Kunst ausgestellt und bekanntgemacht. Unter Flechtheims

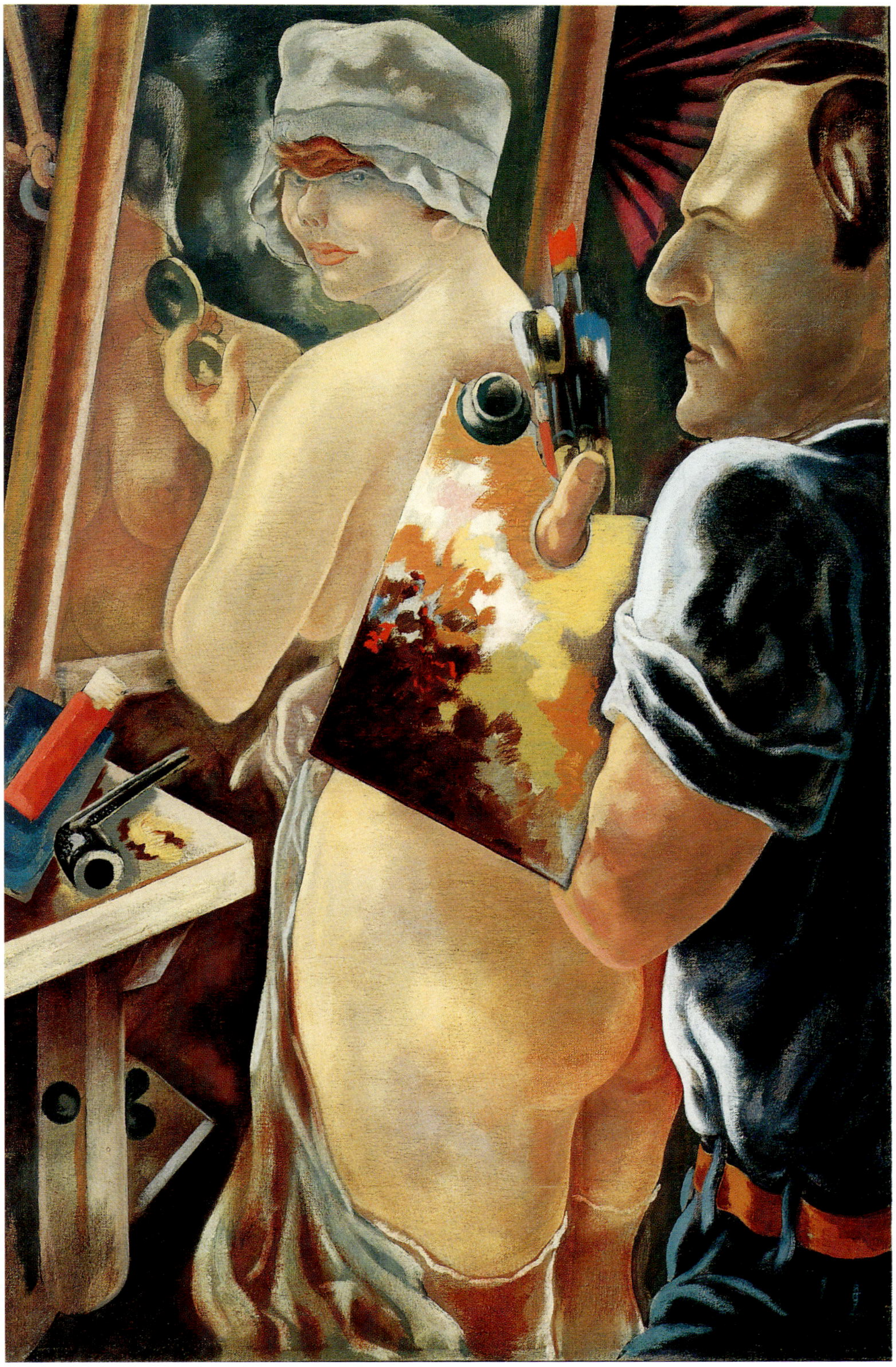

Künstler und Modell, 1928
Der hier dargestellte Maler ist Grosz und das Modell seine Frau Eva. Das Aufgreifen dieses traditionellen Themas zeigt, daß Grosz bemüht war, für sich einen gangbaren Weg innerhalb der Kunst zu finden.

Einfluß wandelte sich Grosz' Kunstbegriff. Er fuhr jetzt zweigleisig. An Otto Schmalhausen, seinen Schwager, schrieb er 1927 aus Südfrankreich: »Mein Plan (mit Flechtheims Spekulation natürlich) ist der: hier eine Serie ›verkäuflicher‹ Landschaften zu malen – d. h. so, daß das anstößige Subjekt ausschaltet. [sic] Verkaufe ich, werde ich im Winter dann an große Lieblingsbilder herangehen à la *Sonnenfinsternis* oder *Stützen der Gesellschaft* und derlei. Courbet tat dies auch einmal, er malte den Genfer See für Zahlungsfähige diverse Male.«[40] Grosz arbeitete immer noch für verschiedene kommunistische Publikationen, aber auch für Flechtheims Zeitschrift »Der Querschnitt«, für die er auch Textbeiträge schrieb.

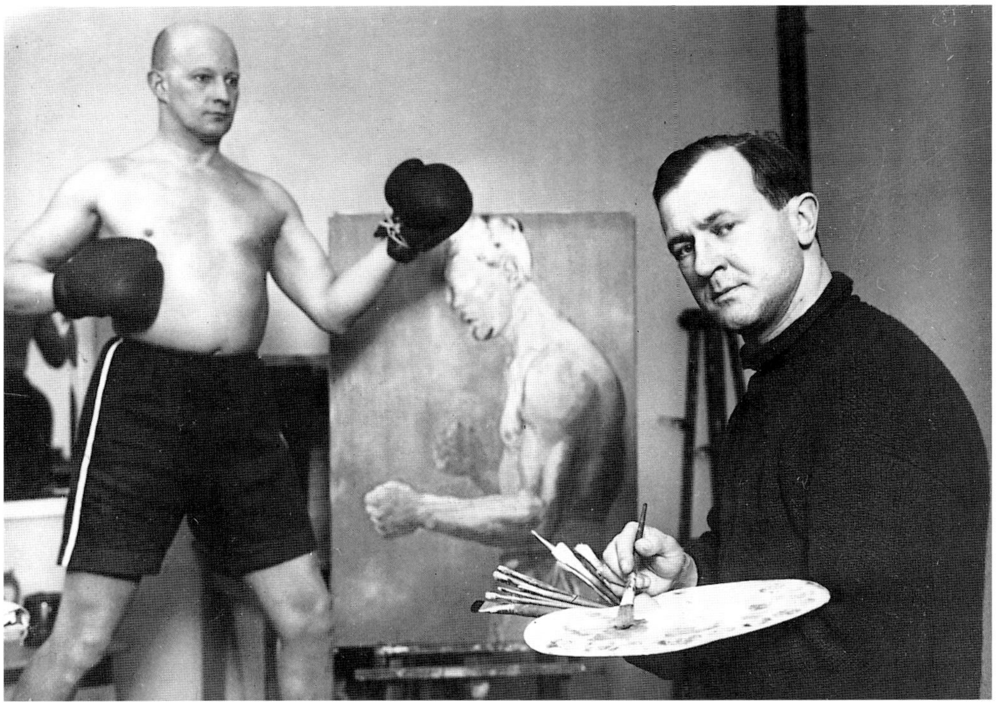

Das Jahr 1924 brachte eine Beruhigung der politischen Situation. Die Inflation war überwunden, die Mark hatte sich stabilisiert. Die bürgerliche Minderheitsregierung hatte sich mit der parlamentarischen Unterstützung der SPD etabliert. Gewinner der Wahlen im Mai 1924 waren die extreme Rechte, die Nationalsozialistische Freiheitsbewegung, mit auf Anhieb 32 Sitzen, von denen zehn Anhänger Hitlers waren, und die Kommunisten, die es auf 62 Mandate brachten. Damals begann die sogenannte Ära Stresemann. Als Mitglied der DVP war Gustav Stresemann 1923 Reichskanzler gewesen, wurde dann Außenminister, was er bis zu seinem Tod 1929 blieb. Unter seiner Ägide kehrte Deutschland 1926 ir den Völkerbund zurück.

Das schon erwähnte Buch »Der Spiesser-Spiegel« erschien 1925. Verglichen mit »Ecce Homo«, wo noch die scharfe, denunzierende Überzeichnung der Physiognomien vorherrschte, war dieses Werk eher zurückhaltend (Abb. S. 42). Grosz schilderte die Zustände, wie sie waren. Die Straßenszene, in der die Menschen aneinander vorübergehen, ohne sich gegenseitig überhaupt wahrzunehmen, deutet auf ein resignatives Element im Schaffen Grosz' hin. Die Gesichter sind immer noch leicht deformiert, aber die Gründe dafür, die er in seinen dialektisch aufgebauten Blättern früher mit in die Handlung oder den Bildraum einbezogen hatte, sind nicht mehr erkennbar.

Das klassenkämpferische Engagement ist verschwunden. Im Widerspruch dazu scheint die Veröffentlichung des Bändchens »Die Kunst ist in Gefahr« von Grosz und Wieland Herzfelde zu stehen, aus dessen Texten wir schon des öfteren zitiert haben. Dort wird der Künstler aufgefordert, seine Kräfte in den Dienst der Revolution zu stellen. Man kann in solchen Texten, wie auch in manchen Bildern und Zeichnungen aus der zweiten Hälfte der 20er Jahre, ein letztes Aufbäumen sehen, einen Konflikt, den Grosz mit sich selbst austrug. Die »Normalität«, die Passivität, der Rückzug aus der Öffentlichkeit, der allenthalben stattfand, all dies wurde von Grosz registriert und aufgezeichnet. In den Anfangsjahren der Weimarer Republik war es versäumt worden, demokratische Prinzipien und Spielre-

OBEN:
Grosz mit seinem Modell für sein Gemälde *Max Schmeling*, 1926

GEGENÜBER:
Porträt Max Schmeling, 1926

UNTEN:
Berthold Brecht und der Boxer Samson Körner, 1928

Boxen war bei Künstlern und Intellektuellen ein äußerst beliebter Sport. Grosz hatte selbst Boxtraining genommen. Sein Freund Bert Brecht schrieb zusammen mit dem Mittelgewichts-Champion Paul Samson-Körner eine Kurzgeschichte mit dem Titel »Der Kinnhaken«.

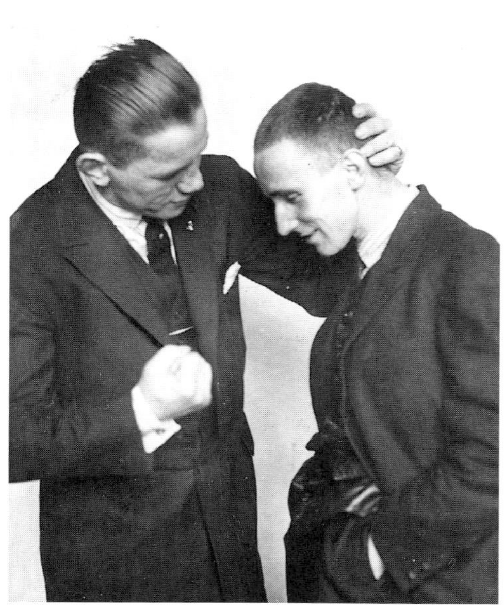

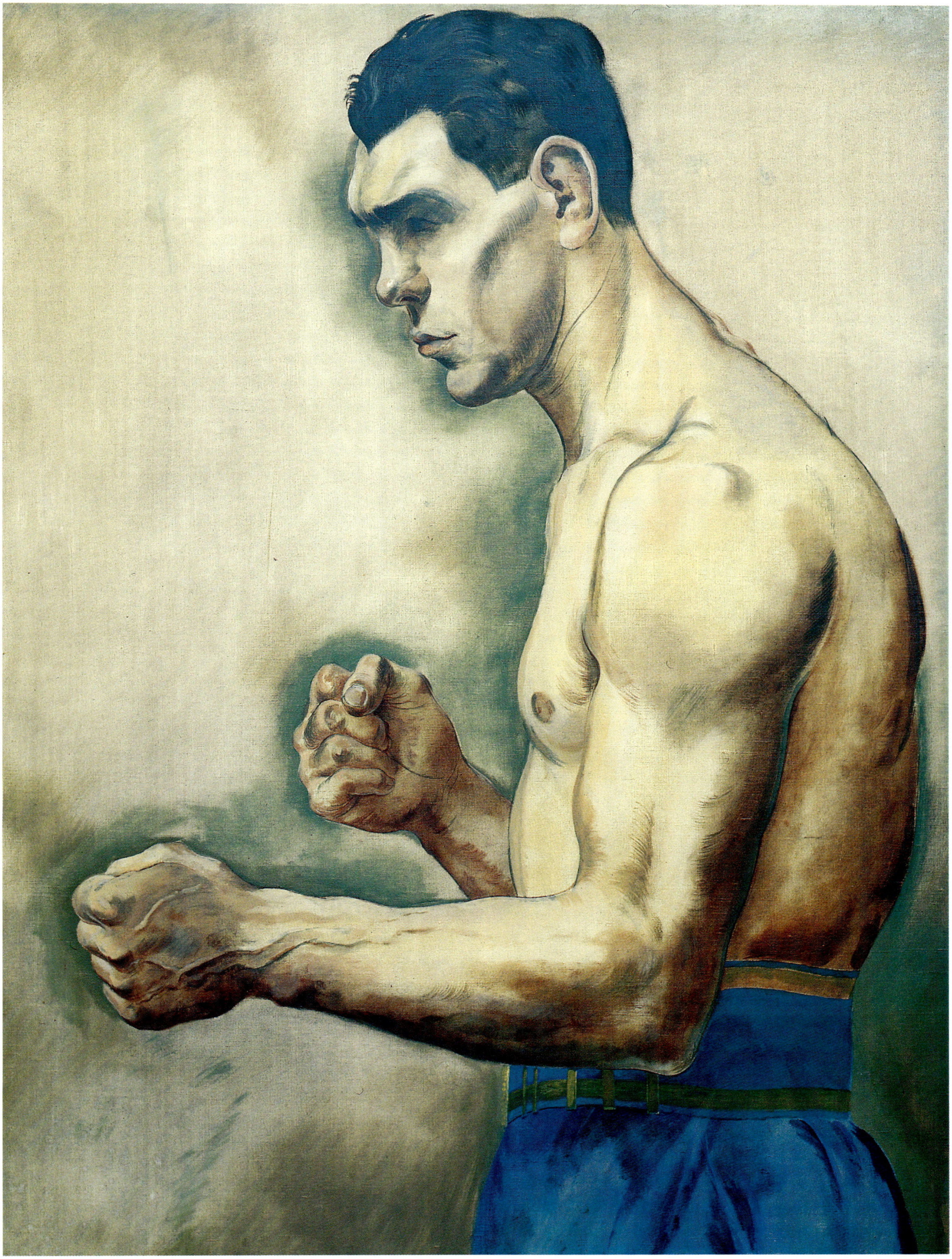

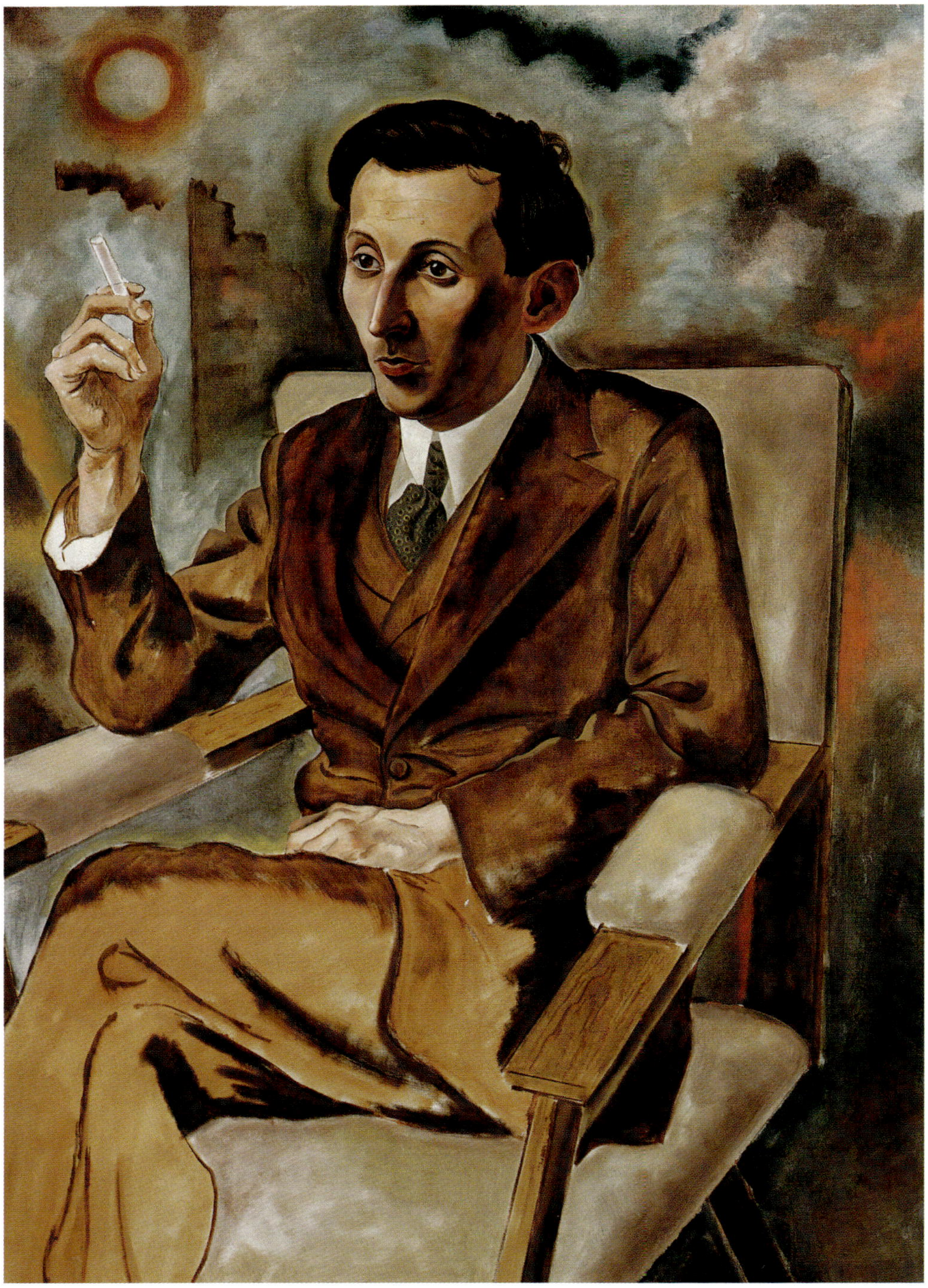

Porträt des Schriftstellers Walter Mehring, 1925
Seinen Freund Mehring beschrieb Grosz in seiner Autobiographie als einen »Francois Villon von der Spree, mit etwas Heinrich Heine versetzt«. Der Schriftsteller trug Gedichte und Lieder auf den Bühnen Friedrich Holländers, Max Reinhardts und Erwin Piscators vor. Mit dem Chanson »Hoppla, wir leben!« machte er Furore.

geln auf allen Ebenen zu installieren. Die ständigen Kämpfe, die häufigen Regierungswechsel, die instabilen Mehrheitsverhältnisse hatten den Großteil der Menschen apathisch gemacht.

Es setzte sich ein Begriff durch, der diesen Zustand beschrieb und auf den Punkt brachte: Sachlichkeit. Gustav Friedrich Hartlaub organisierte 1925 in der Mannheimer Kunsthalle die Ausstellung »Neue Sachlichkeit. Deutsche Malerei seit dem Expressionismus«. Der Begriff »Sachlichkeit« ist in diesem Fall irreführend, denn es waren die unterschiedlichsten Strömungen von Malerei vertreten. Ausgangspunkt für die Klassifizierung war die 1922 von der Zeitschrift »Das Kunstblatt« veranstaltete Umfrage unter dem Titel »Ein neuer Naturalismus?«. Hartlaub hatte damals unterschieden zwischen einem konservativ-klassizistischen und einem grellen, aus der Verneinung der Kunst geborenen Flügel. Später wurden die Vertreter der ersten Gruppe »Magische Realisten« oder »Idylliker« (Franz

Roh) genannt – dazu zählten Künstler wie Alexander Kanoldt, Georg Schrimpf, Anton Räderscheidt –, die Vertreter der zweiten Gruppe firmierten unter der Bezeichnung »Veristen«. Zu diesen gehörte etwa Grosz, Otto Dix, Rudolf Schlichter und andere. Die Veristen kamen größtenteils vom Dadaismus her.

Grosz kehrte ab 1925 wieder zur Ölmalerei zurück. Es entstanden mehrere Porträts und daneben Bilder, die an *Deutschland, ein Wintermärchen* (Abb. S. 33) anknüpften. Das *Bildnis des Schriftstellers Max Herrmann-Neisse* (Abb. S. 69) ist in der veristischen Tradition zu sehen. Grosz äußerte Harry Graf Kessler gegenüber, dieses sei nach langer Zeit wieder sein erstes malerisches Experiment gewesen, das ihm daher auch etwas trocken geraten sei. Maler und Modell kannten sich ungefähr seit 1917. Herrmann-Neisse schrieb für »Die Aktion«, er war Mitarbeiter von »Der Gegner«, »Der blutige Ernst« und anderen Zeitschriften. Über Grosz äußerte er in der »Aktion« 1923: »er sieht die Dinge so, wie man sie im Bürger-Deutschland nicht sehen darf: wie sie sind, nicht, wie sie scheinen!«[41] Das Bild zeigt denn auch den Schriftsteller so, wie er war und wie er in vielen Photographien der Zeit festgehalten ist. Grosz zwängte den kleinen, hageren, buckligen und kahlköpfigen Dichter in einen Stuhl mit geblümten Polstern hinein, deren Kontrast zum dunklen Anzug der dargestellten Person nicht größer sein könnte. Angespannt sitzt er da, die Beine fast verkrampft übereinandergeschlagen, die Linke umklammert das Ende der seitlichen Lehne, betont durch den großen Ring am kleinen Finger. Der Raum des Bildes ist nur ansatzweise definiert, Herrmann-Neisse sitzt auf einem Podest, von dem aus er mit aufrecht gehaltenem Kopf durch seine Nickelbrille – oder auch daran vorbei – dorthin blickt, wohin keiner ihm

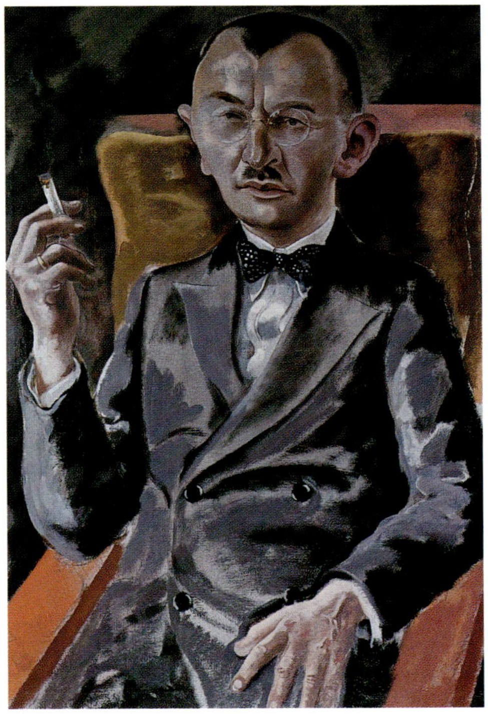

Porträt des Dr. Eduard Plietzsch, 1928

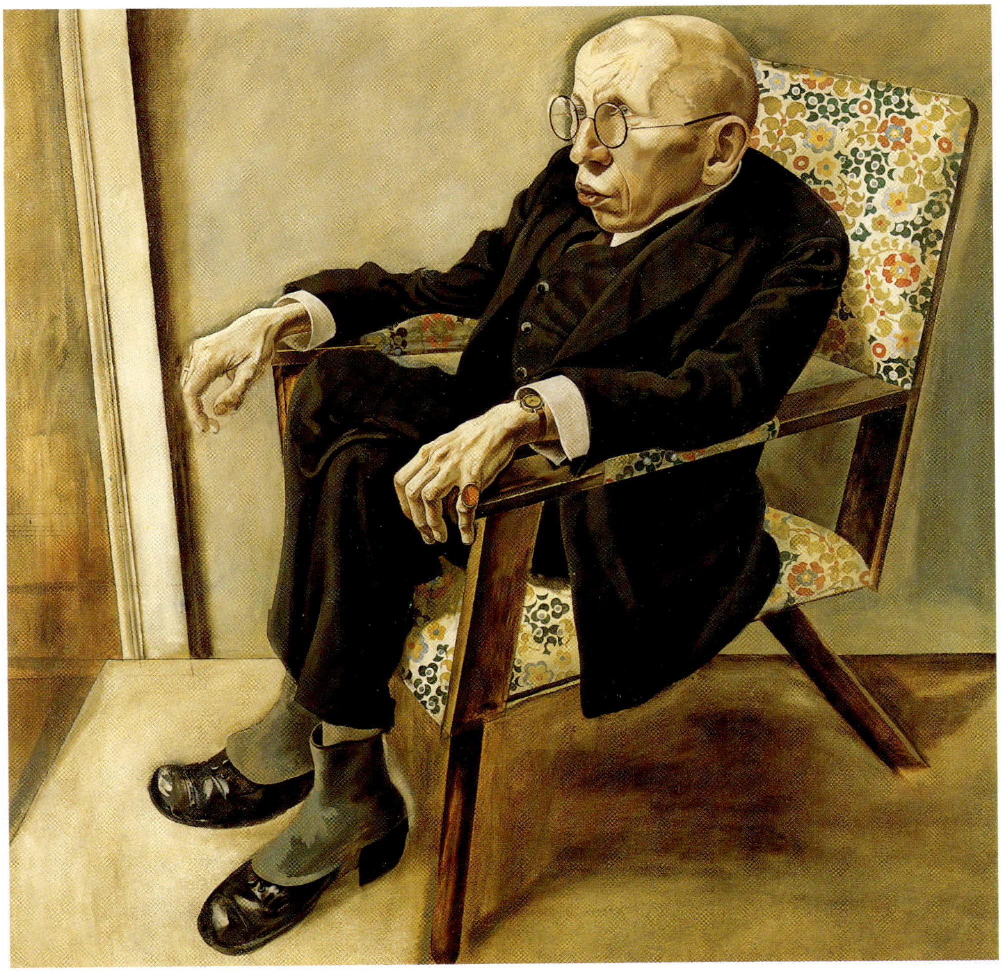

Porträt des Schriftstellers Max Herrmann-Neisse, 1925
Ebenso wie der Kunsthistoriker Eduard Plietzsch zählte der Autor Herrmann-Neisse zu den Freunden Grosz'. Neisse, den er mehrmals porträtierte, beschrieb ihr Verhältnis so: »... wir stammten aus sehr ähnlicher Daseinsatmosphäre, wir tranken gleich gern Kirschwasser und redeten, wenn auch nicht den gleichen Dialekt, so doch dieselbe Sprache, wir waren beide sowohl Lyriker als Zyniker, korrekt und anarchisch!«

folgen kann. Dieser introspektive Blick steht im Gegensatz zur gesellschaftsfähigen Aufmachung mit Anzug, Weste, Gamaschen, die wiederum die körperlichen Mißverhältnisse betont.

Eine so präzise Charakterisierung findet sich in anderen Porträts von Grosz aus dieser Zeit kaum. So sind die Porträts von *Walter Mehring* (Abb. S. 68) oder dem *Kunsthistoriker Eduard Plietzsch* (Abb. S. 69) in Haltung und Arrangement fast stereotyp: im Sessel sitzend, die rechte Hand mit Zigarette erhoben.

Bissige Kommentare zur Zeit formulierten noch einmal *Stützen der Gesellschaft* (Abb. S. 73) und *Sonnenfinsternis* (Abb. S. 40), beide aus dem Jahr 1926. In *Stützen der Gesellschaft*, wir haben darauf hingewiesen, griff Grosz eine Thematik wieder auf, die er schon in *Deutschland, ein Wintermärchen* dargestellt hatte. Folgende sind die Stützen der Gesellschaft: der

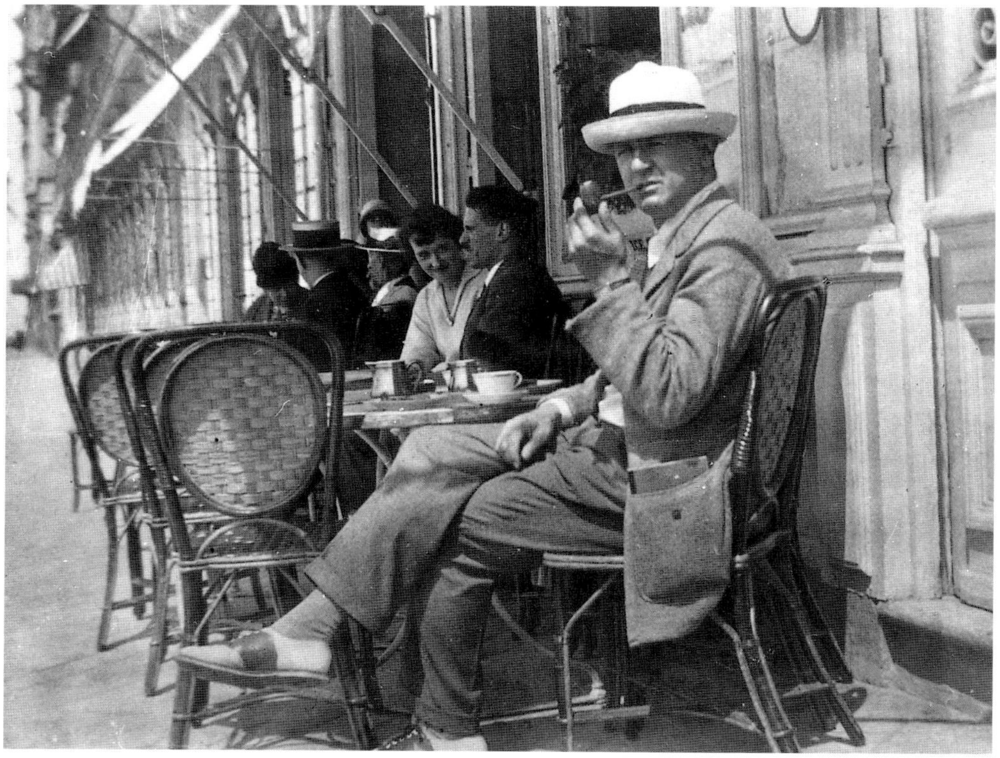

Ruhestunde des Malers vor dem Café de la Plage in Boulogne sur Mer, um 1927

Deutschnationale mit Monokel, Schmissen im Gesicht, Hakenkreuz auf dem Krawattenknoten, Säbel und Bierkrug in den Händen, die Hirnplatte ist abgeschnitten, dort steigt schemenhaft ein berittener Soldat mit einer Lanze, an der eine schwarz-weiß-rote Fahne befestigt ist, heraus, daneben Stroh und Paragraphendunst; der Journalist mit Bärtchen, Zwicker, seine Zeitungen unter den Arm geklemmt, den Bleistift in der einen, einen Palmwedel in der anderen Hand, auf dem Kopf einen umgedrehten Nachttopf; der Sozialdemokrat mit dem Etikett »Sozialismus ist Arbeit«, ebenfalls mit der schwarz-weiß-roten Fahne der Nationalisten. Auch ihm ist die Schädeldecke abgeschnitten, dort, wo normalerweise das Hirn sitzt, dampft ein Haufen Scheiße. Seine Physiognomie ähnelt der Eberts. Weiter hinten sind die restlichen Stützen am Werk: beschwörend der Pfaffe, mit brutaler Gewalt das Militär; die Stadt brennt schon.

Im Bild *Sonnenfinsternis* (Abb. S. 40), dem der Kunsthistoriker und Grosz-Interpret Hans Hess einen »allegorischen Realismus« bescheinigt hat, wird die Realität so gezeigt, wie sie sich tatsächlich abspielt: Militär-

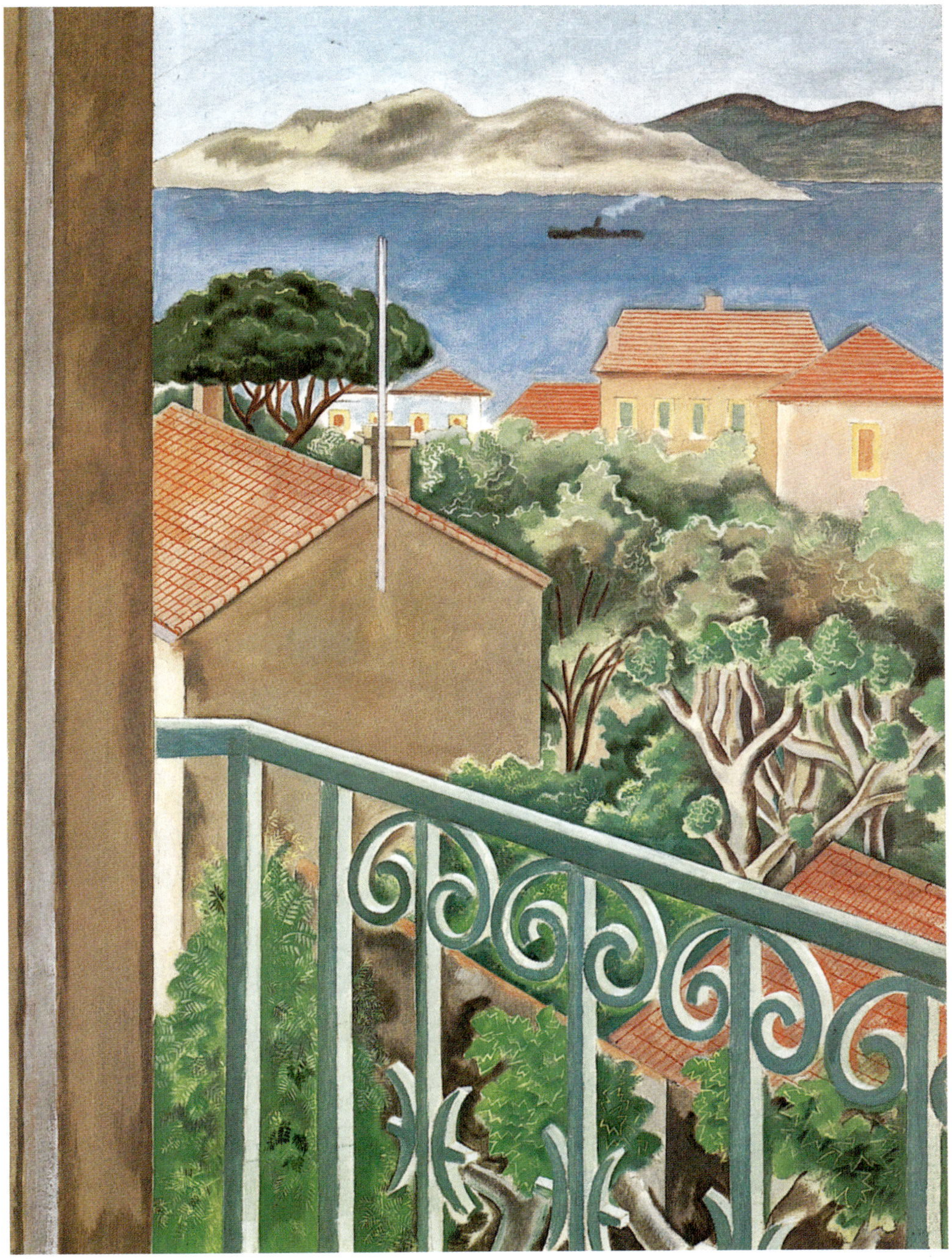

und Wirtschaftsbonzen (die Kirche wird durch das Kreuz auf dem Tisch repräsentiert) diktieren den Politikern, die sämtlich kopflos sind, was zu tun ist. Die Sonne wird durch ein Dollar-Zeichen verfinstert, rechts unten lauert der Tod.

Im *Selbstporträt als Warner* (Abb. S. 75) aus demselben Jahr zeigt sich Grosz als Moralist mit erhobenem Zeigefinger. Er beginnt hier, so könnte man die Geste interpretieren, den Glauben an die Wirksamkeit der Kunst im gesellschaftlichen Prozeß zu verlieren. Zwei Jahre später malte Grosz ein weiteres Selbstporträt. Es zeigt ihn mit Hut, langem Schal, Krawatte, Jackett und Pfeife in der Hand. Der Hut scheint etwas zu groß, er sitzt fast auf der Nasenwurzel auf. Der Blick ist skeptisch. Vom Gestus des »Warners« ist nichts übrig geblieben. Dieses Selbstbildnis scheint auf den ersten Blick sachlich zu sein, nicht tendenziös. Es ist aber ebenso als ein Ausdruck der Skepsis zu bewerten, als ein Abwarten, ein Innehalten vor einer Zukunft, die Grosz in vielen seiner früheren Arbeiten beängstigend beschworen hat. Er reflektiert darin seinen Stand als politisch engagierter

Landschaft Pointe Rouge bei Marseille,
1927
Der von Großstadthektik und politischen Ereignissen befreite Grosz malt die südfranzösische Landschaft in harmonischer Farbgebung. Seinem Kunsthändler Flechtheim schrieb er, daß er eine Reihe »verkäuflicher Landschaften« plane.

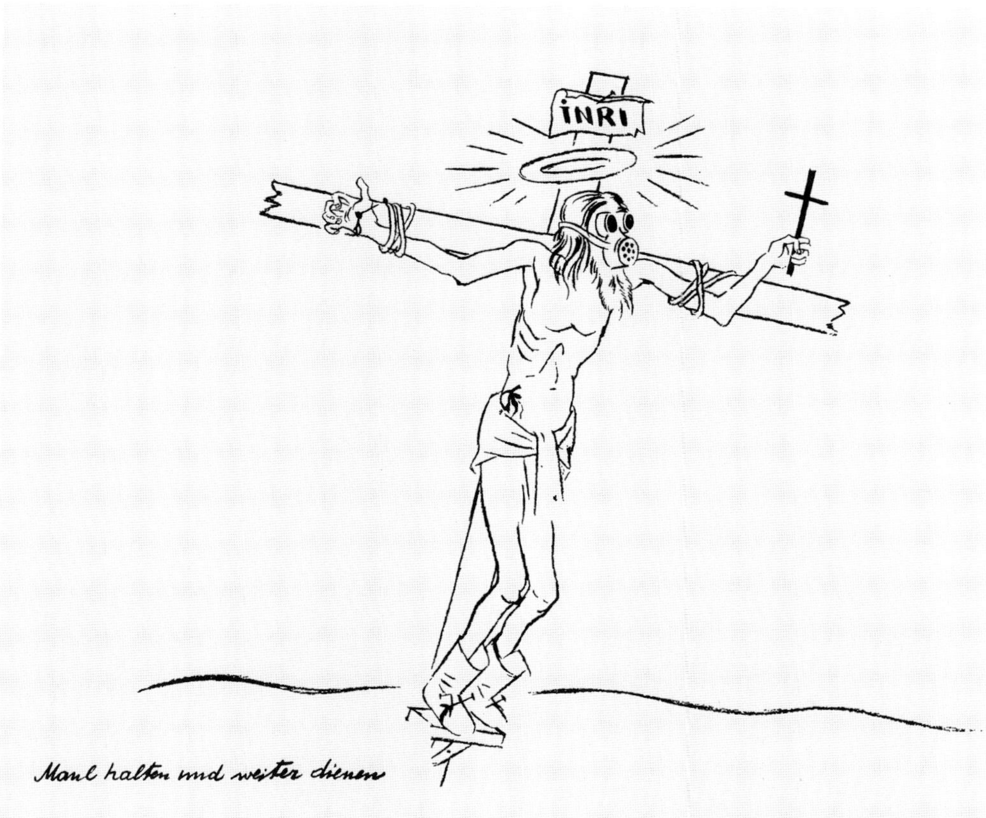

Maul halten und weiter dienen, 1927
Zusammen mit zwei anderen Blättern der Mappe »Hintergrund« führte diese Zeichnung zum größten Gotteslästerungsprozeß der Weimarer Zeit und zur erneuten Verurteilung von Grosz und seinem Verleger Wieland Herzfelde.

Künstler im Jahr 1928, dem Jahr, in dem die SPD erstmals seit langer Zeit wieder Regierungsverantwortung übernahm und mit Hermann Müller den Kanzler stellte.

1928 entstand auch *Der Agitator* (Abb. S. 52). Dort jubeln karikaturistisch übersteigerte Fratzen einem Hampelmann in der Mitte des Bildes zu, mit dem wohl der »Trommler Hitler« gemeint ist. In der Linken hält er eine Rassel, rechts über seiner Hand hängt eine Tröte vor dem Hintergrund eines überdimensionierten Soldatenstiefels. Der Agitator ist mit Hakenkreuz, deutschnationalem Herz und ebensolchem Hütchen ausgestattet, ein Gummiknüppel hängt über seinem Arm. Er verspricht, was oben im Bild angedeutet ist: Essen, Trinken, also Wohlstand, und Befriedigung in Form eines entblößten Frauenhinterteils. Grosz verbildlichte noch einmal sämtliche Phrasen, die ausgestreut wurden. »Bis jetzt«, so Helmut Heiber über das Jahr 1929, »ist Adolf Hitler in der deutschen Politik eine Quantité négligeable gewesen, eine bayerische Bierkeller-Größe, eine von den zahlreichen und meist reichlich skurrilen völkischen Figuren, die ihr politisches Süppchen auf kleinem Holzfeuer zum Kochen zu bringen suchen. Jetzt aber beginnt sein Aufstieg in die Politik des Reiches, und die Verhältnisse werden sich für ihn so günstig entwickeln, daß er in wenigen Jahren ganz oben angelangt sein wird.«[42] Auch wenn Harry Graf Kessler meinte, Grosz' Gedanken seien intellektuell primitiv, so kann man ihm doch Hellsichtigkeit bezüglich der politischen Zukunft nicht absprechen. Nur verhallten Grosz' Warnungen meist ungehört.

Während der 20er Jahre arbeitete Grosz viel für das Theater. Er entwarf Bühnenbilder, hatte für Max Reinhardts Kabarett »Schall und Rauch« bereits 1920 Figuren für ein politisches Puppenspiel entworfen. Seither war er pro Jahr mindestens einmal für Berliner Theater tätig, im Bereich Bühnenbild oder Kostüm oder beides. Anfangs arbeitete er meist mit John Heartfield zusammen. 1927 holte ihn Erwin Piscator für das Bühnenbild

GEGENÜBER:
Die Stützen der Gesellschaft, 1926

UNTEN:
Grosz vor dem Bild »Die Stützen der Gesellschaft«, 1926
Das Gemälde gehörte zu Grosz' Lieblingsbildern. Es enthält all die Typen, denen seit Jahren sein ganzer Haß galt.

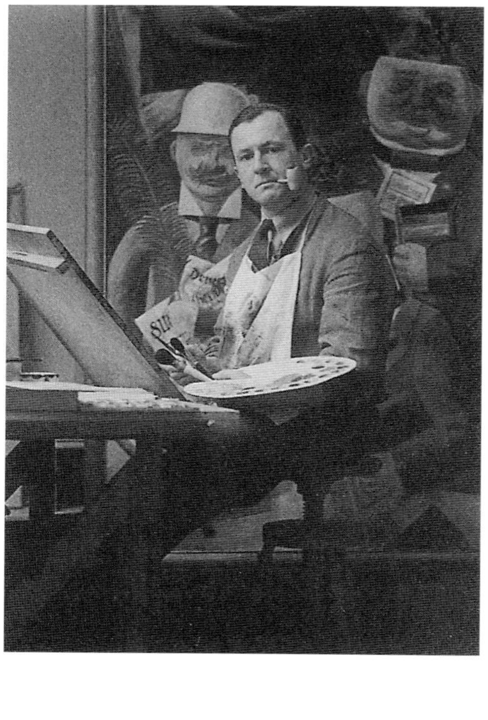

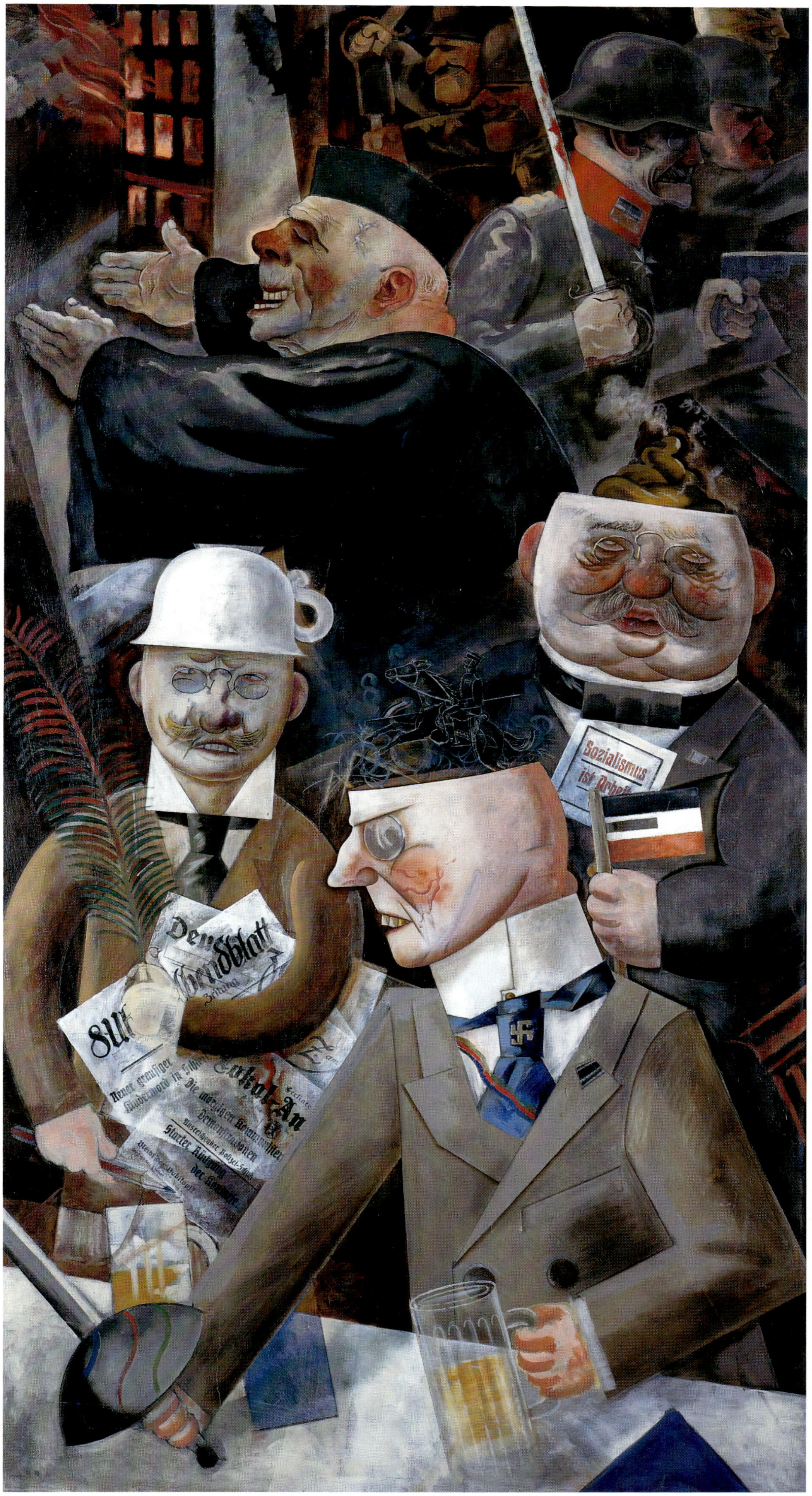
Sozialismus

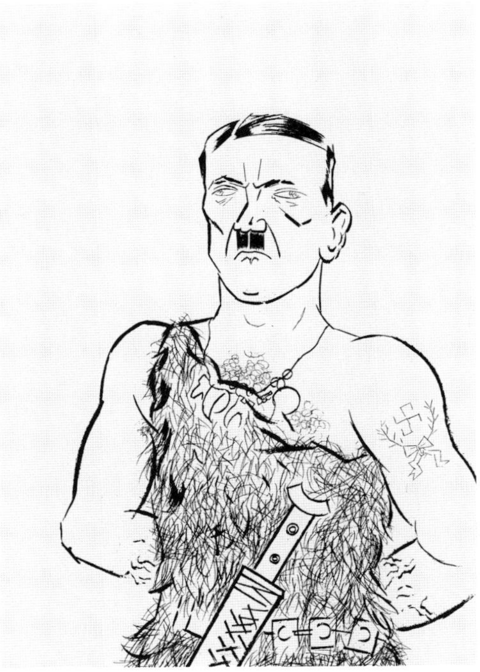

der dramatischen Fassung von Haseks »Schwejk«. Piscator ließ das Stück auf zwei laufenden Bändern stattfinden. Grosz fertigte Figuren und Gegenstände aus Pappe an, die auf den Bändern über die Bühne gefahren wurden, sowie einen Trickfilm für die Projektion im Hintergrund. Ebenso hieß auch die Mappe mit 17 Tiefdrucken, die er 1928 als Auswahl aus den zahlreichen Vorzeichnungen im Malik-Verlag in einer Auflage von 10 000 Stück veröffentlichte: »Hintergrund«.

Aufgrund einer anonymen Anzeige beschlagnahmte die Polizei drei Zeichnungen aus dieser Mappe. Grosz wurde wegen Gotteslästerung angeklagt. Das berühmteste Blatt ist das des Christus mit der Gasmaske, das im Original die Unterschrift *Maul halten und weiter dienen* (Abb. S. 72) trägt. Eine andere beanstandete Darstellung zeigte einen Geistlichen, der von der Kanzel herab Granaten ausspie: *Die Ausschüttung des heiligen Geistes.* Der Prozeß zog sich über drei Jahre hin und ging durch mehrere Instanzen; es war der bis dahin größte Gotteslästerungsprozeß. Die Gutachten fielen äußerst unterschiedlich aus. Der Reichskunstwart Edwin Redslob setzte sich für Grosz energisch ein, ebenso wie viele andere von der Verteidigung berufene Sachverständige, darunter Harry

OBEN:
Hitler der Retter, 1923

NEBENSTEHEND:
Der Lebensbaum, Phase 2 und 3, 1927

UNTEN:
Wofür?, 1928

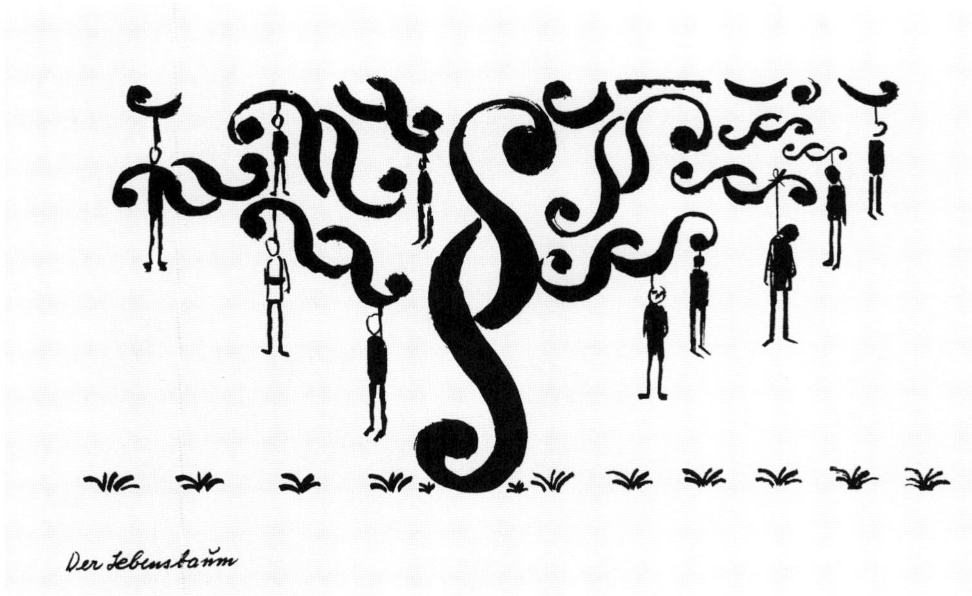

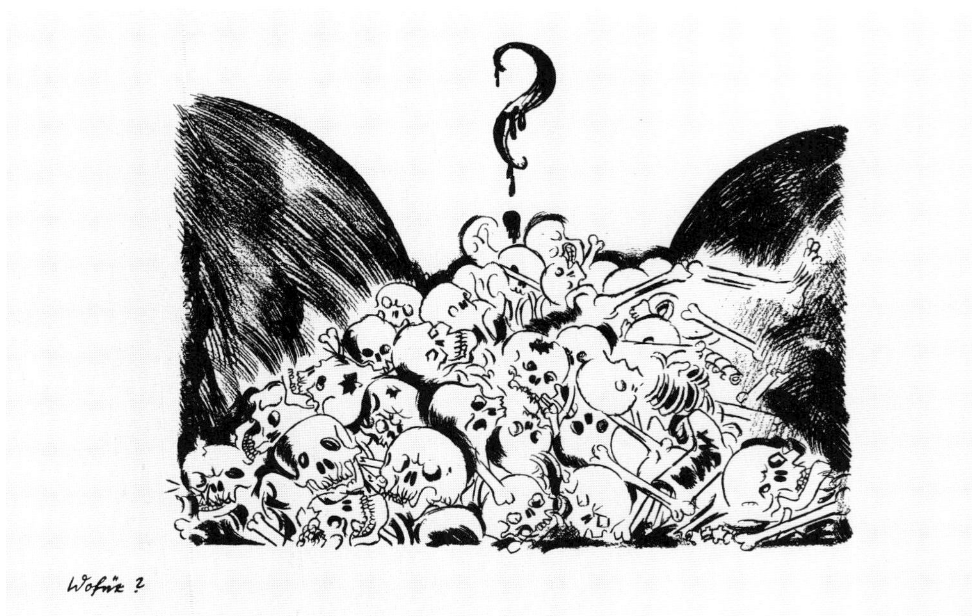

Selbstporträt als Warner, 1927
Grosz war ein beständiger Warner vor Hitler, den viele seiner Zeitgenossen nicht als Gefahr für die Republik betrachteten. Dieses Selbstporträt markiert gleichzeitig den Anfang einer resignativen Entwicklung. »Ich merkte, daß auf meine Zeichnungen einfach nicht gehört wurde. Meine Warnung war sozusagen eine Warnung in den Wind gewesen.«

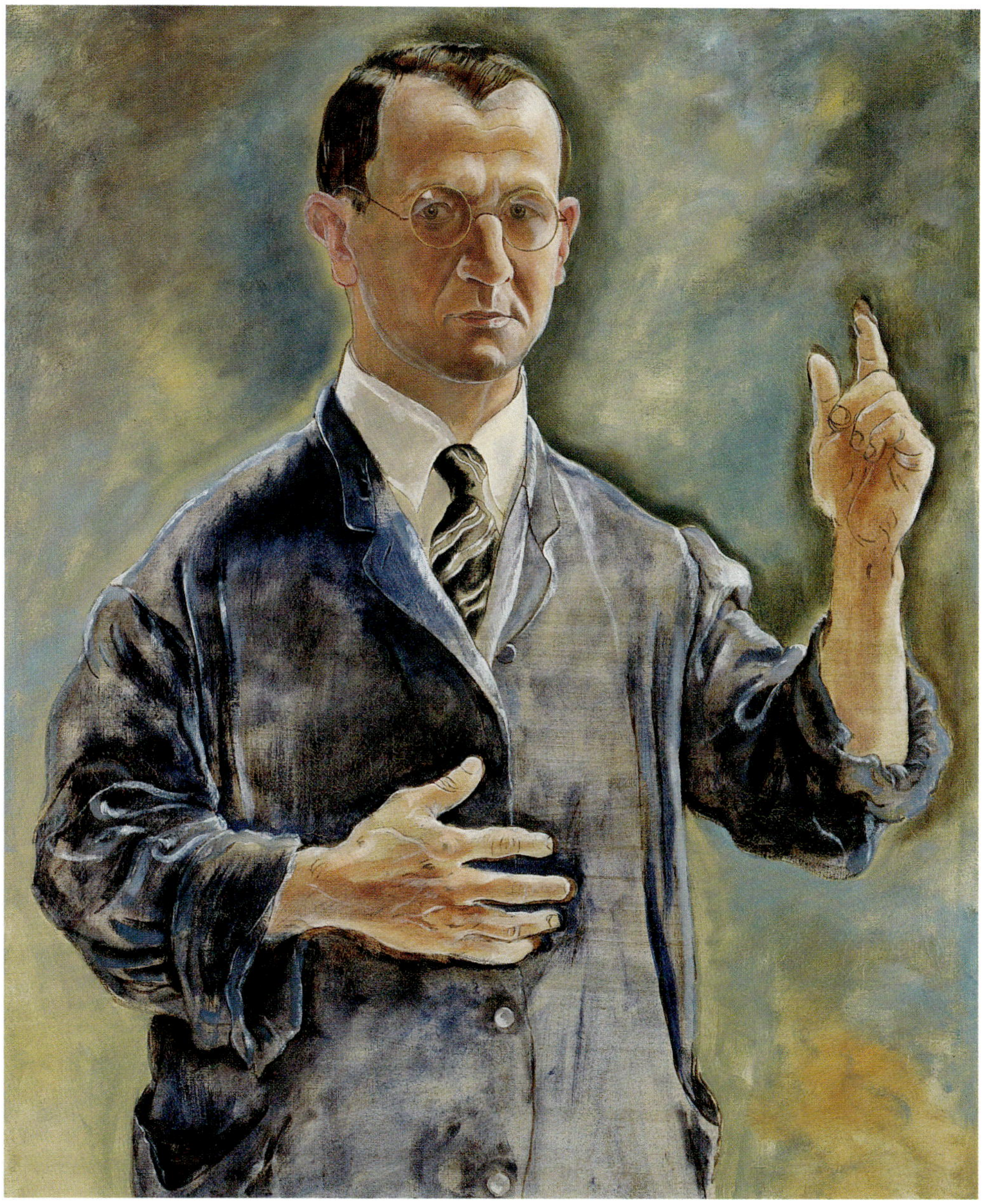

Graf Kessler und der Vorsitzende der deutschen Quäker. Die katholische Kirche dagegen stellte eine tiefe Verletzung des religiösen Gefühls eines jeden Menschen fest. Schließlich wurde Grosz freigesprochen, im Urteil hieß es aber: »Die Zeichnung Nr. 10 der im Malik-Verlag erschienenen Sammelmappe ›Hintergrund‹ und alle im Besitze des Verfassers, Druckers, Herausgebers, Verlegers oder Buchhändlers befindlichen und die öffentlich ausgelegten oder öffentlich angebotenen Exemplare der Abbildung dieser Zeichnung sowie die zu ihrer Herstellung bestimmten Platten und Formen sind unbrauchbar zu machen.«[43] Wieland Herzfelde hatte jedoch die versiegelten Kisten weggeschafft, verkauft – was ihm eine Strafanzeige einbrachte –, und die Platte, so erfuhren die Exekutivorgane, sei bereits nach dem Druck abgeschliffen worden.

Der Prozeß erregte in der Öffentlichkeit großes Aufsehen. Künstler und Intellektuelle protestierten gegen den Versuch der Zensur, darunter Grosz' Freunde Kurt Tucholsky und Walter Mehring sowie Carl von Ossietzky. Das letzte Aktenstück des Prozesses stammt vom 17. Oktober 1933. Das Ministerium Goebbels' für Volksaufklärung und Propaganda bittet darin den Generalstaatsanwalt, ihm die Zeichnung »für eine Broschüre, die auch den Kulturbolschewismus behandelt, zur Verfügung zu stellen.«[44]

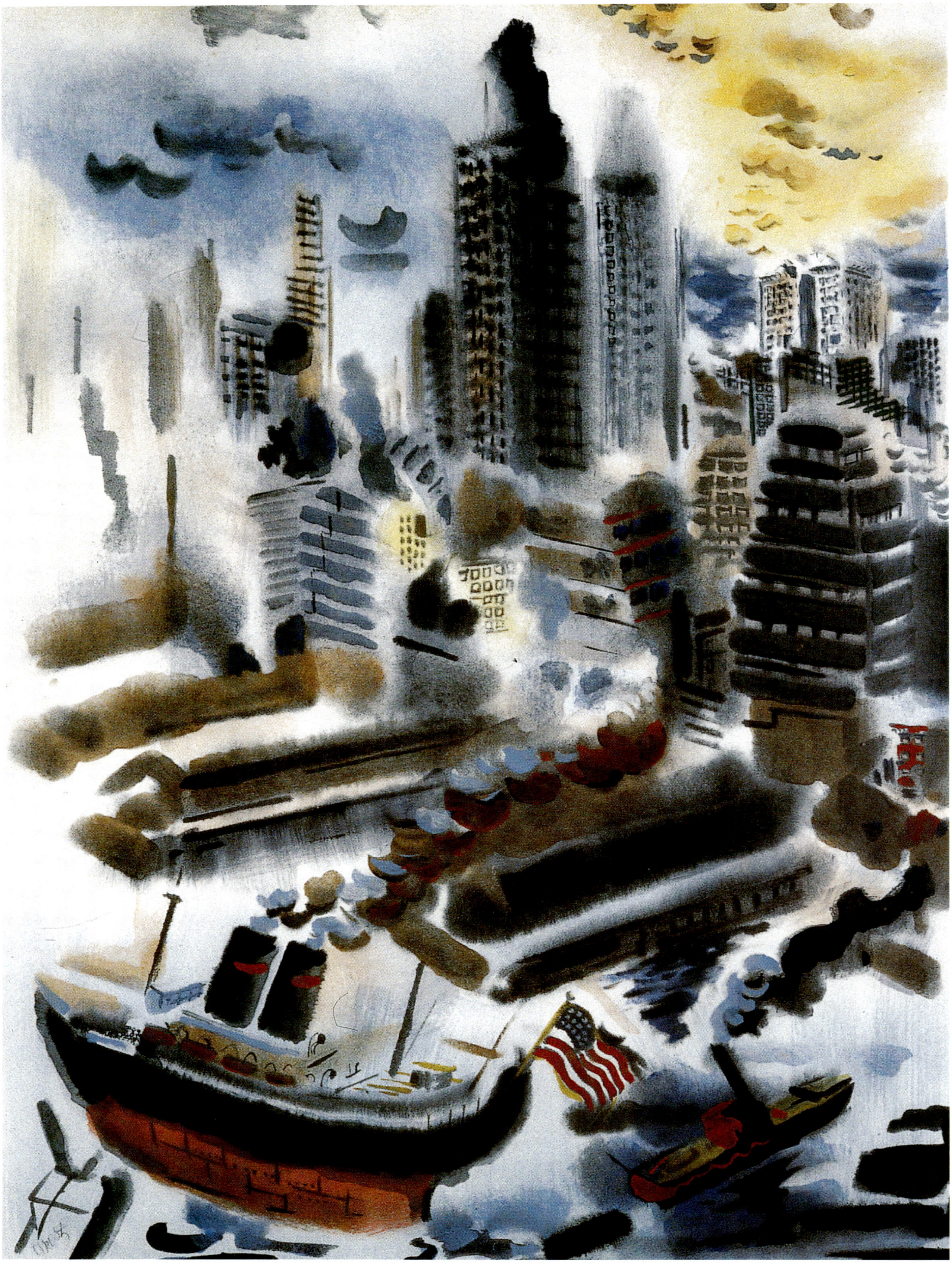

Traum und Wirklichkeit

Die amerikanischen Jahre: 1933–1959

Das Pamphlet »Kunst und Rasse« von Paul Schultze-Naumburg erschien 1928, ein Jahr später gründeten Alfred Rosenberg, Heinrich Himmler und andere Nationalsozialisten den »Kampfbund für deutsche Kultur«. Der nationalsozialistische Innenminister in Thüringen, Wilhelm Frick, dessen Ressort auch die »Volksbildung« umfaßte, erließ 1930 eine »Verfügung gegen die Negerkultur«. Kurz darauf konnten die Nationalsozialisten bei den Reichstagswahlen im September 95 Sitze dazugewinnen und waren damit nach der SPD zweitstärkste Partei. Die Repressionen gegen unabhängige und linke Künstler nahmen immer mehr zu. Der Exodus deutscher Künstler und Intellektueller begann: Kurt Tucholsky, Herwarth Walden, Georg Lukács, Carl Einstein und viele andere verließen das Land noch vor der »Machtergreifung«.

George Grosz hatte das Glück, 1931 von der Art Students League in New York eine Einladung zu erhalten, im Sommer 1932 dort zu lehren. Es erfüllte sich für ihn ein Jugendtraum. Man darf aber die Ironie, die in den Schilderungen vom neuen Erlebnis Amerika liegt, nicht übersehen: »Aus Amerika kamen die tollsten Geschichten. Da sollte es handtellergroße Pflaumen geben, so gezüchtet, daß sie, wenn man sie mit einem bestimmten Wort ansprach, sich öffneten und von selbst den Pflaumenkern ausspuckten.« (JN, S. 219) Grosz unterrichtete während des Sommersemesters. In seiner Freizeit ging er ins Kino, Varieté oder in Burlesque-Shows, vielleicht auch in die Dime-museums, die boten, was er als Kind bei Barnum & Bailey gesehen hatte.

Ein gewisser Reverend John Mingen schrieb ihm kurz nach seiner Ankunft einen Brief in deutscher Sprache, der eine Warnung enthielt: »Hüten Sie sich, Herr Grosz, durch Ihre Arbeiten die Mentalität aller christlich denkenden Amerikaner zu verletzen; hüten Sie sich vor dem moralischen Richterspruch der christlichen Religionen in den USA.«[45] Gewissen Kreisen in Amerika war durchaus bekannt, daß der gefürchtete Satiriker und Sozialkritiker Grosz sich auf den Weg in ihre Heimat gemacht hatte. Dabei gab es keinen Grund zur Sorge. Wie bei vielen Exilanten war Grosz durch den Ortswechsel der Boden entzogen. Wir haben die Zeichnung *Erinnerung an New York* (Abb. S. 20) von 1915/16 noch im Gedächtnis. Vergleichen wir sie mit dem 1932 in New York entstandenen Blatt *Straße, New York* (Abb. S. 78), so fallen die Unterschiede ins Auge. Die Vision wurde zur erlebten Realität. Diese mag noch so gekonnt geschildert sein, sie ist langweiliger. Die frühe Darstellung entstammte dem Bewußtsein eines Mangels, der Sehnsucht nach einem Idealbild oder zumindest einem Anderen. Die Erfüllung dieser Sehnsucht, die Aufhebung dieses Mangels führte nicht zur Zufriedenheit, sondern wurde

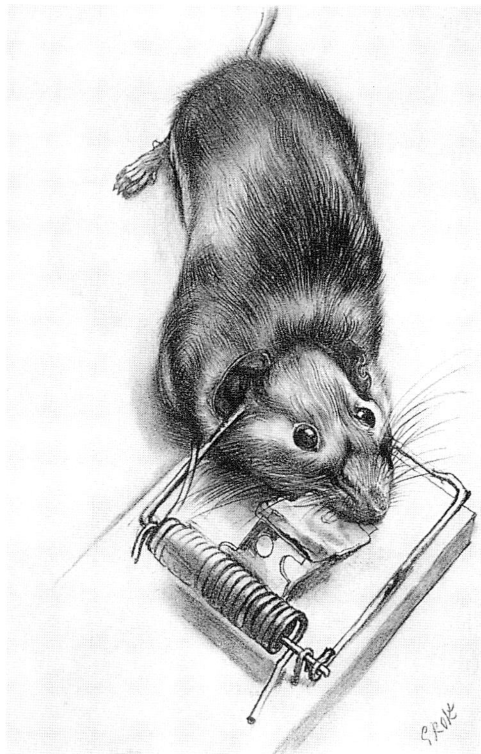

Maus in der Falle, 1955

Manhattan, um 1934
26 Jahre, von 1933 bis 1959, lebte Grosz in Amerika. Sein Werk aus dieser Zeit ist umfangreich, eine ausführliche Sichtung und Würdigung steht allerdings noch aus.

In Amerika wollte Grosz sich anpassen, sich »richtig und geschickt in die amerikanischen Verhältnisse (...) einfügen. Ich wollte nicht so sein wie manche, die ich von drüben getroffen und die auf ihre Unfähigkeit, sich einzuordnen, womöglich noch stolz waren.«

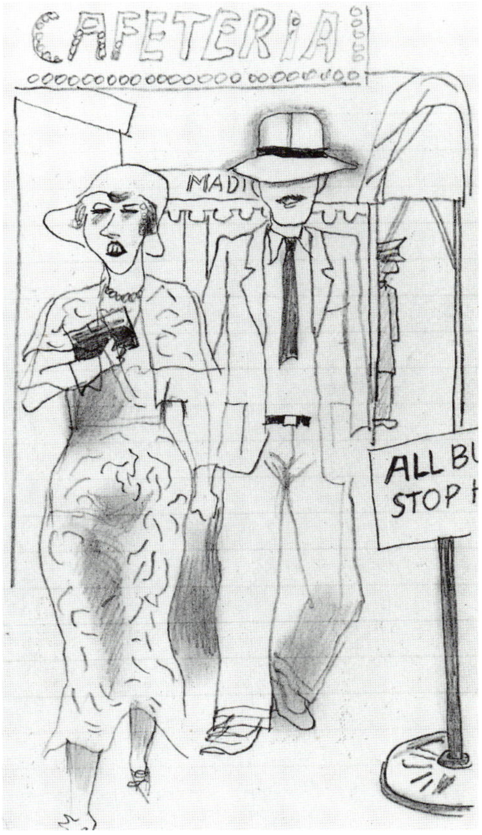

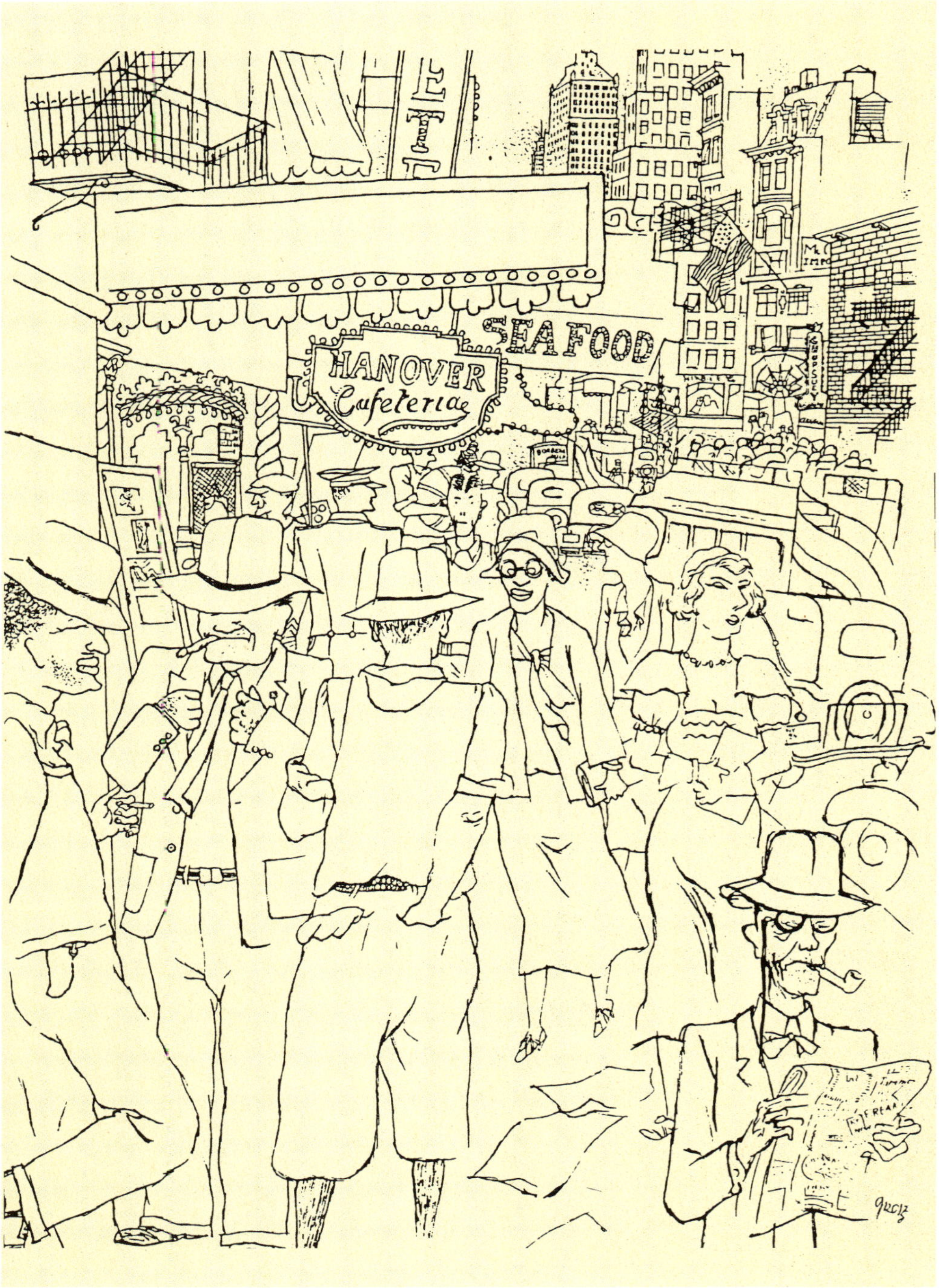

OBEN LINKS:
Zeichnung aus dem amerikanischen Skizzenbuch, 1932

OBEN RECHTS:
Straße, New York, 1932

von Grosz durchaus als schmerzhaft empfunden, was ihn in Zynismus und, metaphorisch gesprochen, in die »Selbstverbrennung«[46] trieb. Die New Yorker Zeichnung gibt wieder, sie analysiert nicht und sie phantasiert nicht.

Im Oktober 1932 kehrte Grosz nach Deutschland zurück, um sich zusammen mit seiner Frau am 12. Januar 1933 zur endgültigen Übersiedelung nach New York einzuschiffen. Am 30. Januar wurde Hitler Reichskanzler. In Amerika herrschte der Tiefpunkt der Depression: »Man sah im Winter Frauen in Pelzmänteln auf der Straße Äpfel verkaufen, und manch gutgekleideter Passant stand in der Schlangenlinie vor den Hearst-Wagen an, wo Brot und Suppe gratis verteilt wurden. Aber ich hatte durch so viele Jahre Schlimmeres wahrgenommen und zu Papier gebracht, daß mir diese ja auch nicht besonders aufdringlichen Erscheinungen keineswegs abnorm vorkamen.« (JN, S. 222)

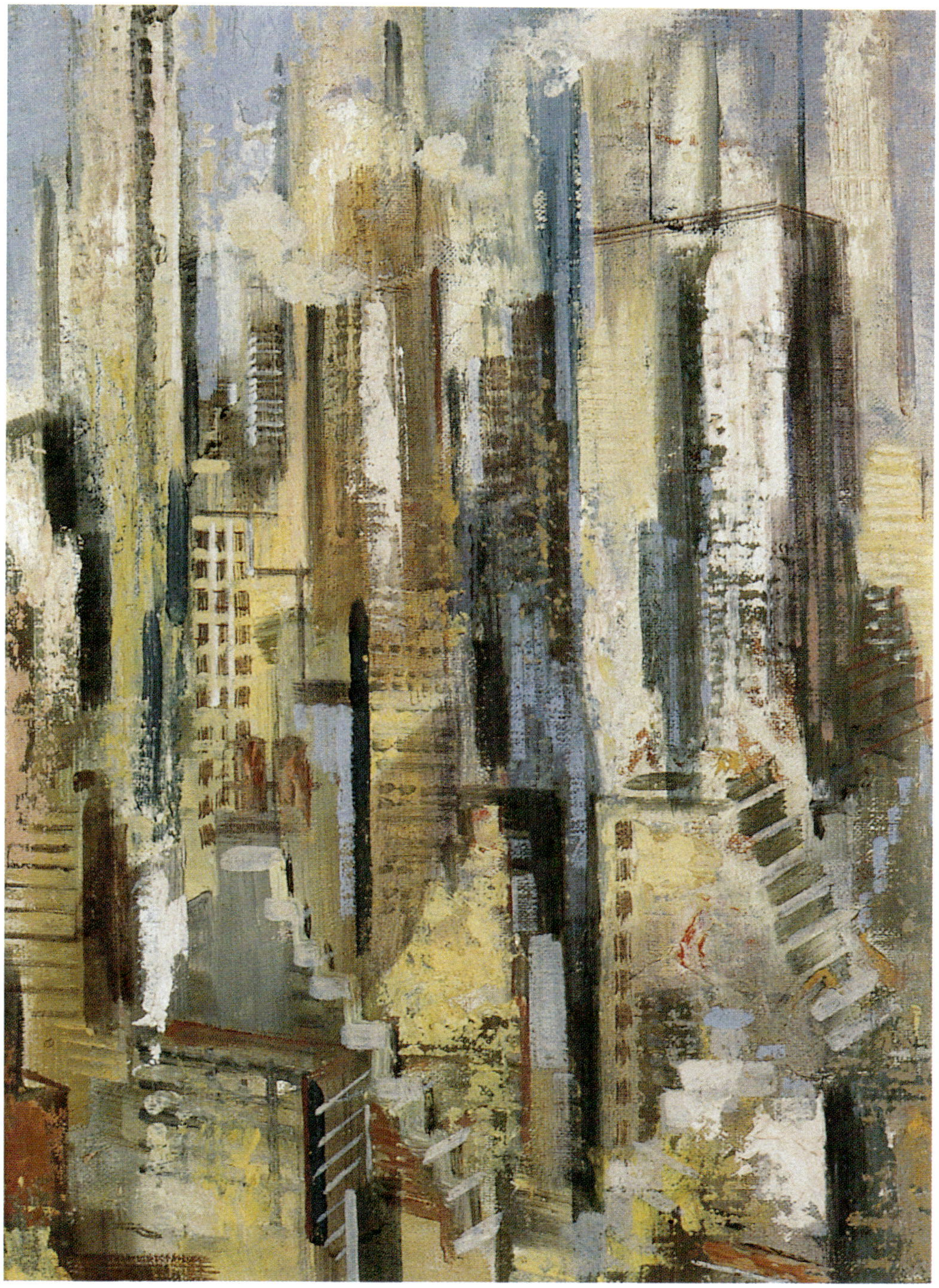

New York Skyline, 1951
»Einem europäisch erzogenen Menschen und besonders einem Künstler fällt natürlich diese gleichsam totale Anpassung nicht immer leicht. Es bedarf ständiger Übung, jeden Tag zu allem ja und amen zu sagen.«

Neben seiner Lehrtätigkeit versuchte Grosz, wie zu seiner Anfangszeit, Zeichnungen oder Illustrationen bei Zeitschriften unterzubringen, was ihm – mit Ausnahme des satirischen Blattes »Americana« – nur selten gelang. Zu dieser Zeit, so berichtet er, habe sich eine Wandlung hin zum Künstler vollzogen. Er wandte sich dem Studium der Natur zu und begann, seine Vergangenheit zu verdammen. »Ich verweise heute mehr denn je«, so schrieb er in seiner Autobiographie, »die Karikatur auf einen rückwärtigen Platz in der Kunst und halte Zeiten, in denen sie zu sehr hervortritt, für Verfallszeiten. Denn Leben und Sterben sind, mit Verlaub gesagt, große Themen – es sind keine Themen für Hohn und billige Späße.« (JN, S. 225 f.)

Im Rahmen der amerikanischen Kunst der Zeit saß Grosz zwischen allen Stühlen. John Sloan hatte sich für die Berufung Grosz' an die Art Students League ausgesprochen. Darüber war ein Streit entbrannt, dessentwegen Sloan den Vorsitz der League aufgab. Sloan gehörte zu einer nicht organi-

Die Ohnmacht des Emigranten

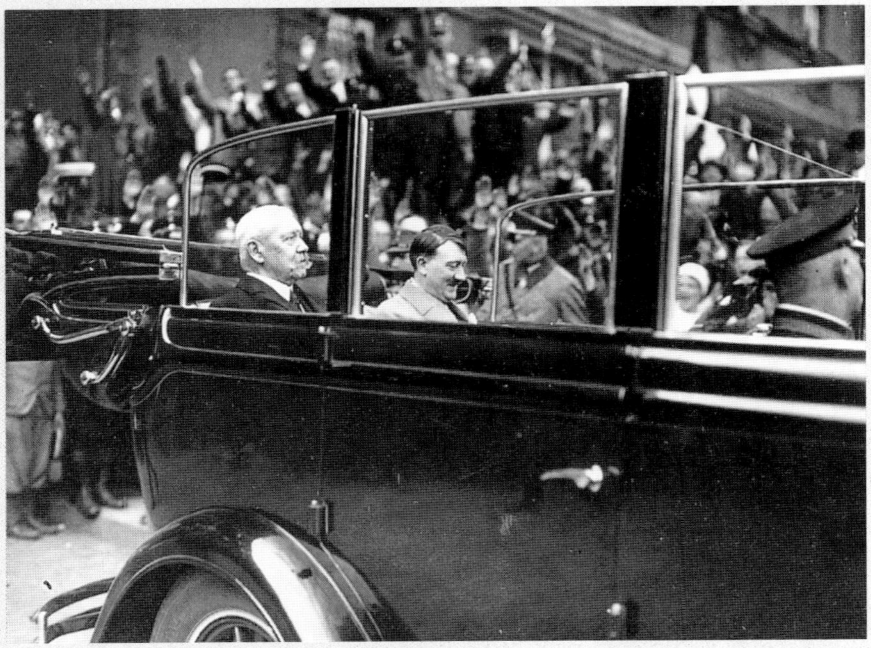

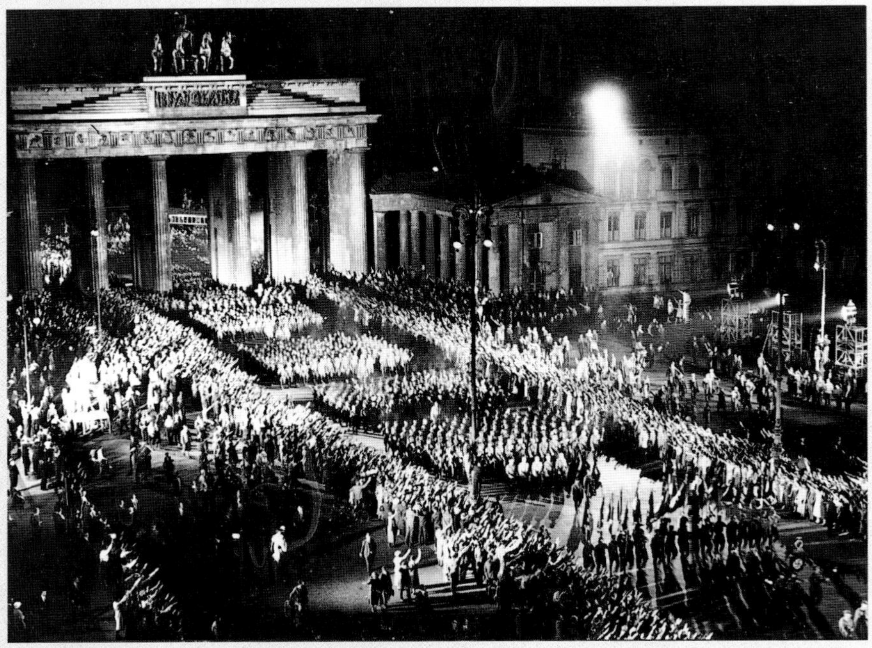

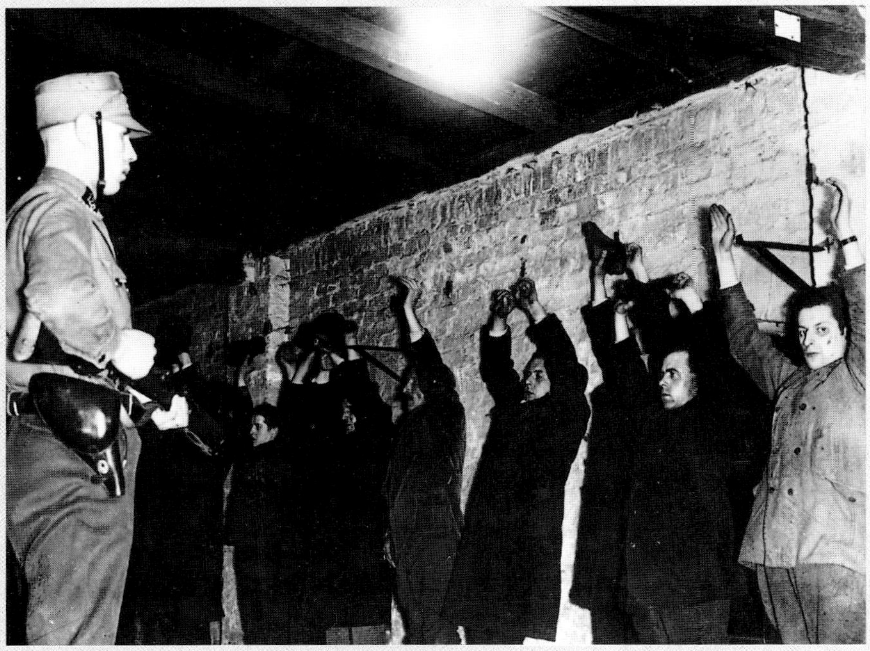

OBEN:
Reichspräsident von Hindenburg und Reichskanzler Hitler, 1933

MITTE:
Fackelzug von SA und Stahlhelm zur Reichskanzlei, 1933

NEBENSTEHEND:
Ein SA-Mann überwacht Gefangene, 1933

GEGENÜBER:
Schriftsteller, was?, 1935
Durch die Nachricht vom grausamen Tode seines Freundes Erich Mühsam im KZ erschüttert, griff Grosz noch einmal auf die Art seiner politischen Zeichnung der zwanziger Jahre zurück. 1936 stellte er in den Zeichnungen zur Mappe »Interregnum« die Brutalität der Naziherrschaft und die Wehrlosigkeit ihrer Opfer dar.

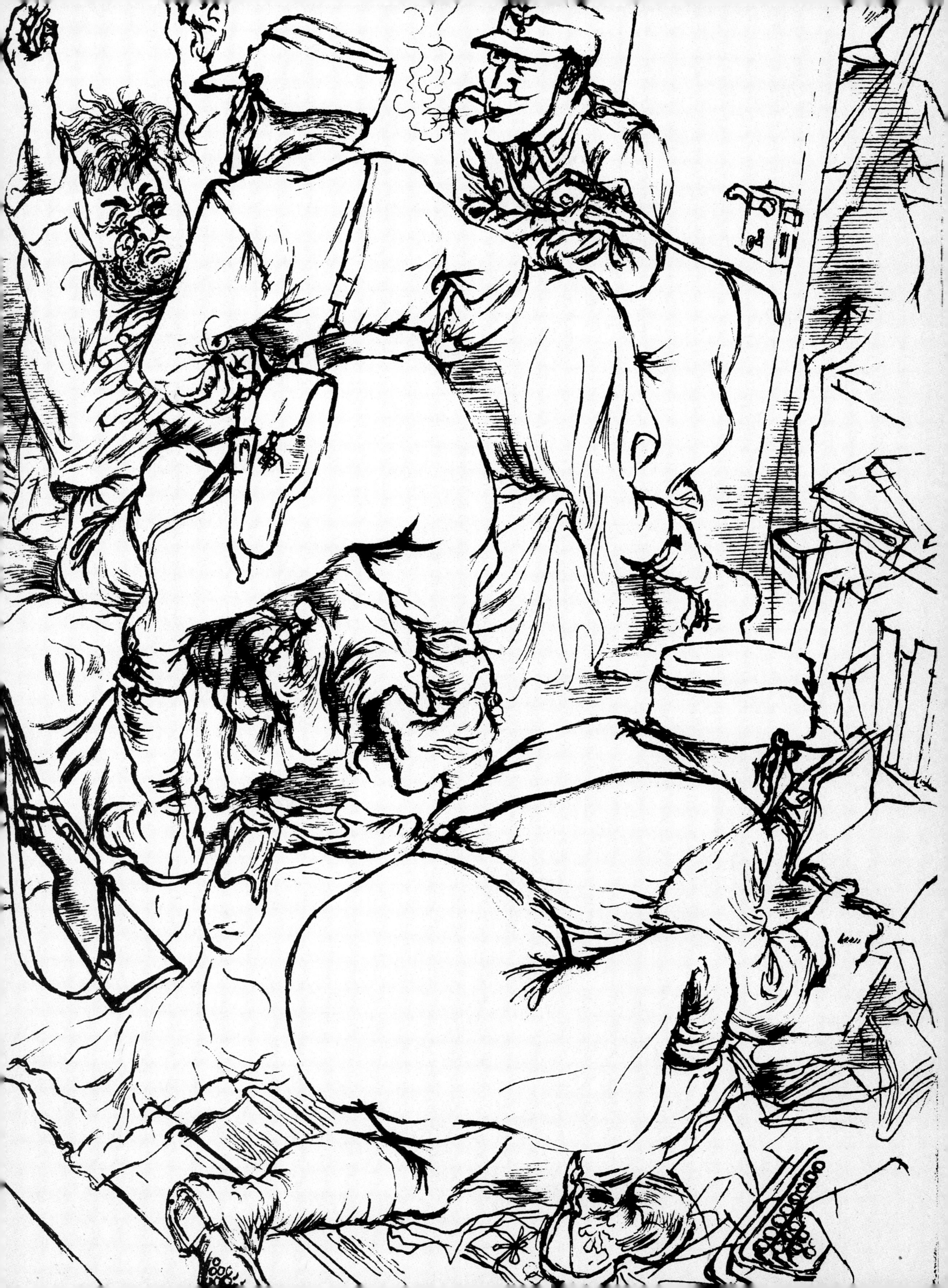

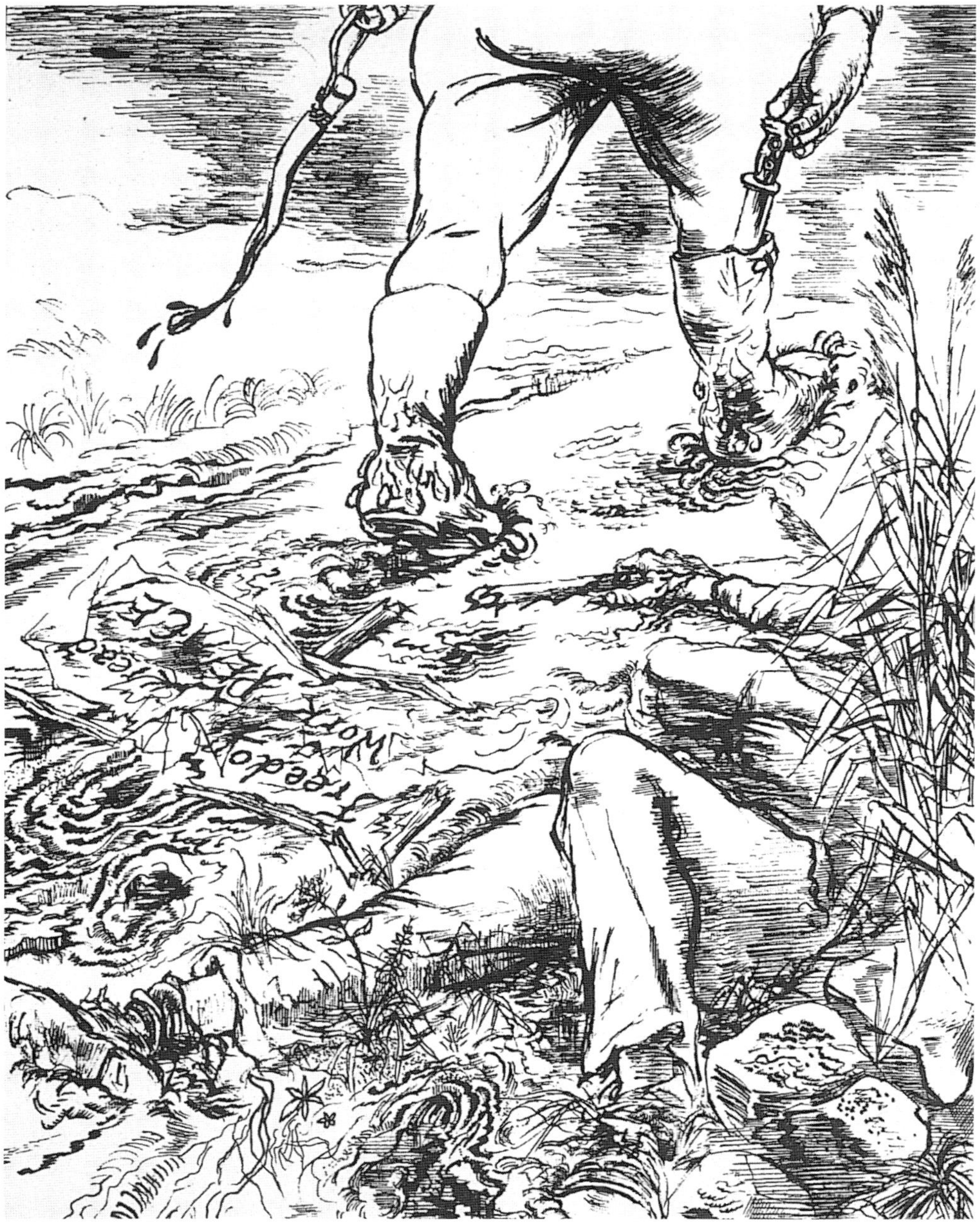

Progress, 1935/36

sierten Gruppe von unterschiedlichsten Malern, die soziale Themen (auch im weiteren Sinne) aufgriffen, unter ihnen die Mexikaner Diego Rivera, Clemente Orozco und, ein Bewunderer Grosz' seit langer Zeit, Ben Shahn. Eine andere Tendenz war der sogenannte Regionalismus, dem etwa Thomas Benton, der Lehrer Jackson Pollocks, Grant Wood oder Reginald Marsh zuzurechnen waren. Eine Strömung der Kunstkritik versuchte, Grosz als Antimodernisten zu vereinnahmen, als Gegenpart zu der »degenerierten« Moderne eines Picasso, Matisse oder Brancusi. Thomas Craven hieß der Kritiker, der 1934 ein Buch über »Modern Art« geschrieben hatte, das im Tonfall dem der Äußerungen zur »Entarteten Kunst« nur wenig nachstand. Die moderne französische Kunst wurde vor allem von Alfred H. Barr Jr., dem Direktor des Museum of Modern Art, propagiert.[47]

Grosz zeichnete und aquarellierte amerikanische Typen und Landschaften. Vereinzelt begann er auch wieder mit der Ölmalerei. Das Aquarell *Broadway* von 1935 läßt in Anklängen frühere Stilelemente erkennen. Ein fundamentaler Unterschied besteht jedoch: Die Distanz, die Sicht von einem übergeordneten Standpunkt, ist weg. Grosz schildert das Großstadtleben als Beteiligter, gewissermaßen aus der Ameisenperspektive.

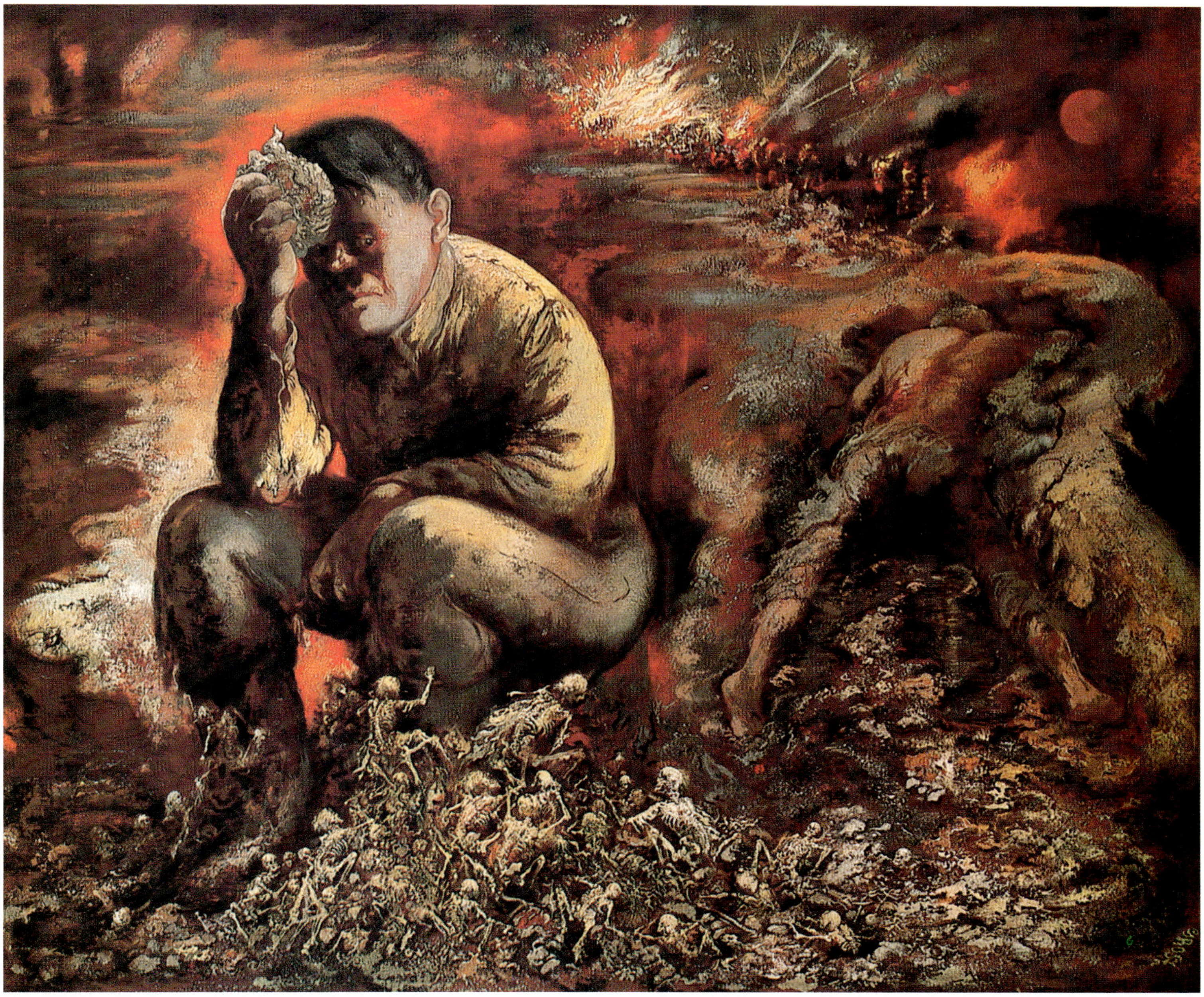

Kain oder Hitler in der Hölle, 1944
In den vierziger Jahren entstand eine Reihe von apokalyptischen Bildern, die Grosz' Ohnmacht und Verzweiflung gegenüber einer Entwicklung ausdrücken, vor der er immer wieder – vergeblich – gewarnt hatte.

Bis 1936 lehrte Grosz an der Art Students League, parallel dazu bis 1937 an der von ihm übernommenen Sterne-Grosz-School, wo er meist Damen der höheren Gesellschaft das Zeichnen und Malen beizubringen versuchte. An freien Arbeiten konnte er wenig verkaufen oder in Zeitschriften unterbringen. Er fertigte Illustrationen für einen Band mit Kurzgeschichten von O'Henry. Von diesen 21 Aquarellen wurden später sechs in der Mappe »Bagdad-on-the-subway« (so nannte O'Henry das New York seiner Geschichten, die um die Jahrhundertwende spielen) als farbige Lichtdrucke veröffentlicht. Von 1937 bis 1939 bekam er ein Guggenheim-Stipendium, mit dessen Hilfe er unabhängig arbeiten konnte. Generell ging es Grosz in Amerika nicht schlecht, er konnte sich ein Auto und eine Hausangestellte leisten, er war nicht reich, hatte aber sein Auskommen. 1935 unternahm er eine Europareise, fuhr nach Paris, besuchte in Dänemark seinen Freund Bert Brecht, der bald darauf ebenfalls nach Amerika emigrieren sollte, und kehrte über Holland, wo er seinen Studienfreund Herbert Fiedler traf, wieder nach New York zurück.

In Amerika wollte Grosz sich anpassen, sich »richtig und geschickt in die amerikanischen Verhältnisse [...] einfügen. Ich wollte nicht so sein wie

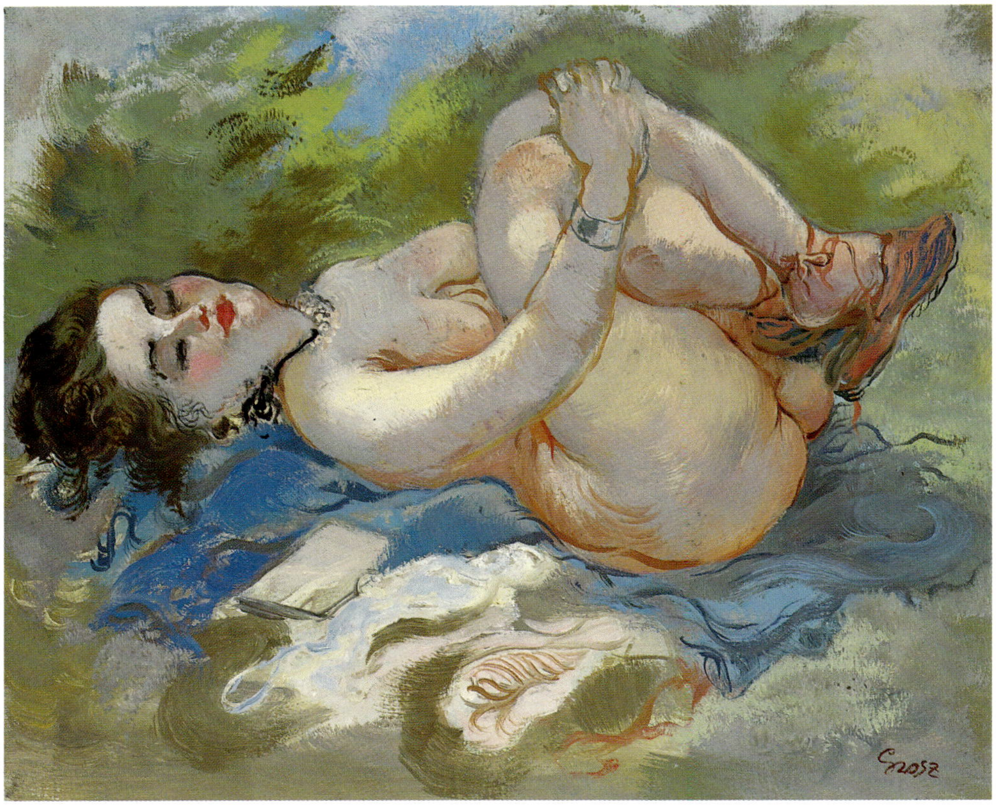

Akt, 1938

manche, die ich von drüben getroffen und die auf ihre Unfähigkeit, sich einzuordnen, womöglich noch stolz waren.« (JN, S. 232) Er versuchte, ein »amerikanischer Illustrator« zu werden. Hier stecken zwei Widersprüche. Zum einen klaffte zwischen dem Traum vom Land der unbegrenzten Möglichkeiten, auch dem Land von Lederstrumpf und der Realität eine große Lücke. Zum zweiten war Grosz nie ein Illustrator gewesen. Letzteres machte ihm Schwierigkeiten, denn obwohl er zwei Jahre für den »Esquire« kleine Zeichnungen lieferte, beklagte er, daß er die von ihm so bewunderte Einfachheit und Normalität der amerikanischen Illustration nicht erreichen könne. Bei seinen Aquarellen flösse die Farbe über die Randlinien. Das ist ein Euphemismus. Betrachtet man nämlich seine Aquarelltechnik dieser Zeit genauer, so läuft die Farbe oft giftig und aggressiv ins nasse Papier, frißt sich in die Umrisse hinein und darüber hinaus.

Als Grosz 1934 vom Tode seines Freundes Erich Mühsam im Konzentrationslager erfuhr, brach der alte Furor noch einmal durch. Er kulminierte in der 1936 bei der Black Sun Press erschienenen Mappe »Interregnum«, mit einer Einleitung von John Dos Passos. Die Mappe enthielt 60 Photolithographien nach Zeichnungen hauptsächlich aus den Jahren 1924–1936, darunter auch das Blatt *Remember* (Abb. S. 30), das er anläßlich der Ermordung Rosa Luxemburgs und Karl Liebknechts vermutlich schon 1919 gezeichnet hat. Man erkennt die Ohnmacht, die Grosz angesichts des Erfolges Hitlers empfand. Eine Gruppe von Zeichnungen befaßt sich damit, wie die Dinge wirklich sind, darunter *Progress* (Abb. S. 82). Die fette, mit Soldatenstiefeln versehene Figur, die mit blutig baumelnder Peitsche ihren Weg abschreitet, läßt ihre Opfer am Wegesrand liegen. Die Mappe war ein Mißerfolg, sie wurde von der Kritik in absurder Weise beurteilt. Man hielt den deutschen Faschismus 1936 – gerade zur Zeit der Olympiade – nicht für das Monster, als das Grosz ihn darstellte. Ein Kritiker vermißte die klare politische Linie, das Erkennen einer Parteilichkeit.

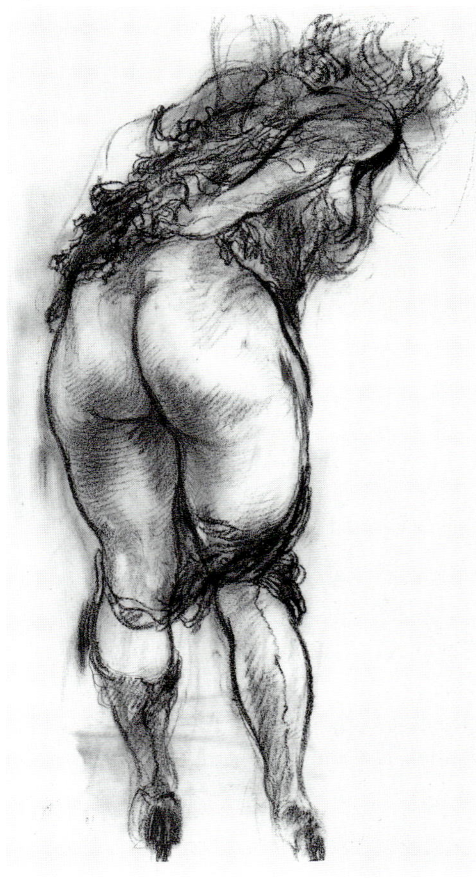

Sich entkleidender Akt, 1939

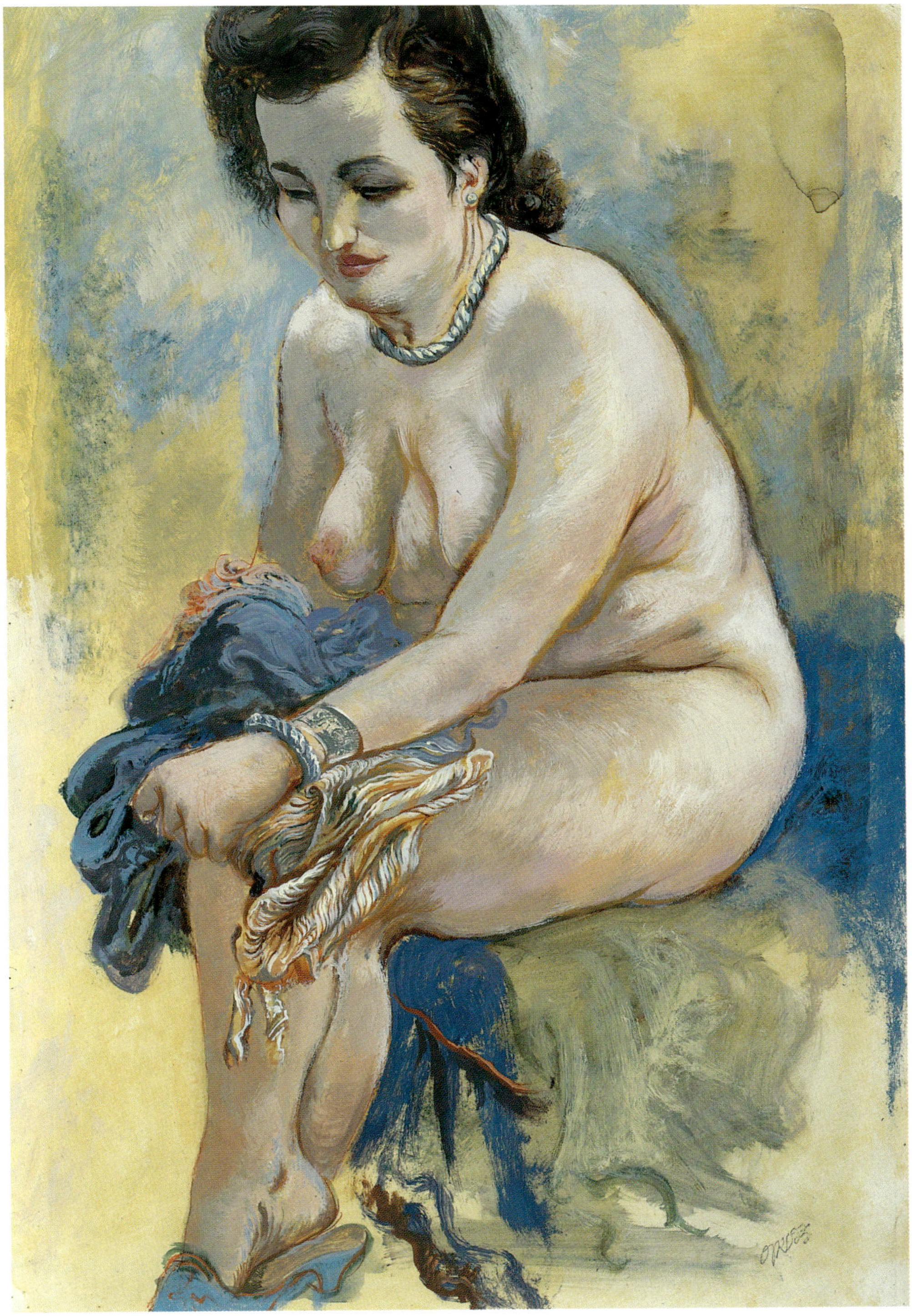

Sitzender Akt, 1942

Offensichtlich sind diese »künstlerischen« Akte von Grosz nicht ironisch gemeint. Sie sollten vermutlich die Erwartungen des Publikums befriedigen. Bereits 1927 sah ein französischer Grosz-Interpret in einigen Bildern des Malers das Ergebnis »sanfter Schlichtheit«, was wohl auch für diese Arbeiten zutrifft.

Von den geplanten insgesamt 300 Exemplaren wurden nur einige wenige gedruckt und verkauft.

Die Resignation, die Grosz in den USA erfaßte, war zurückzuführen auf die bittere Erkenntnis, daß sein künstlerisches und politisches Engagement keine Wirkung zeigte. Eine Schlüsselpassage dafür ist in der Autobiographie die Begegnung mit Thomas Mann und dessen Frau. Diese stellte Grosz die Frage, wie lange er glaube, daß sich Hitler an der Macht halten könne. Während Thomas Mann 1933 bei einer früheren Begegnung gemeint hatte, länger als sechs Monate könne der Spuk nicht dauern, erwiderte Grosz nun: »›Wenn auch Sie mit den sechs Monaten rechnen, an die Ihr Mann glaubt, dann täuschen Sie sich aber schwer. Meiner Meinung nach wird das eher an sechs Jahre dauern – vielleicht sogar zehn, gnädige

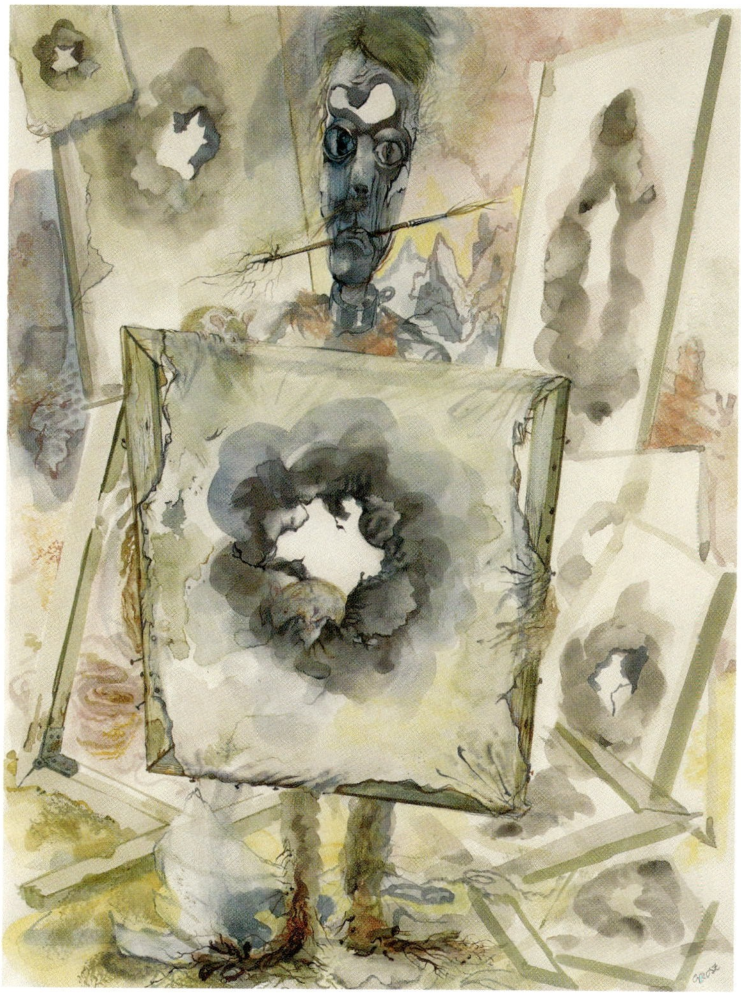

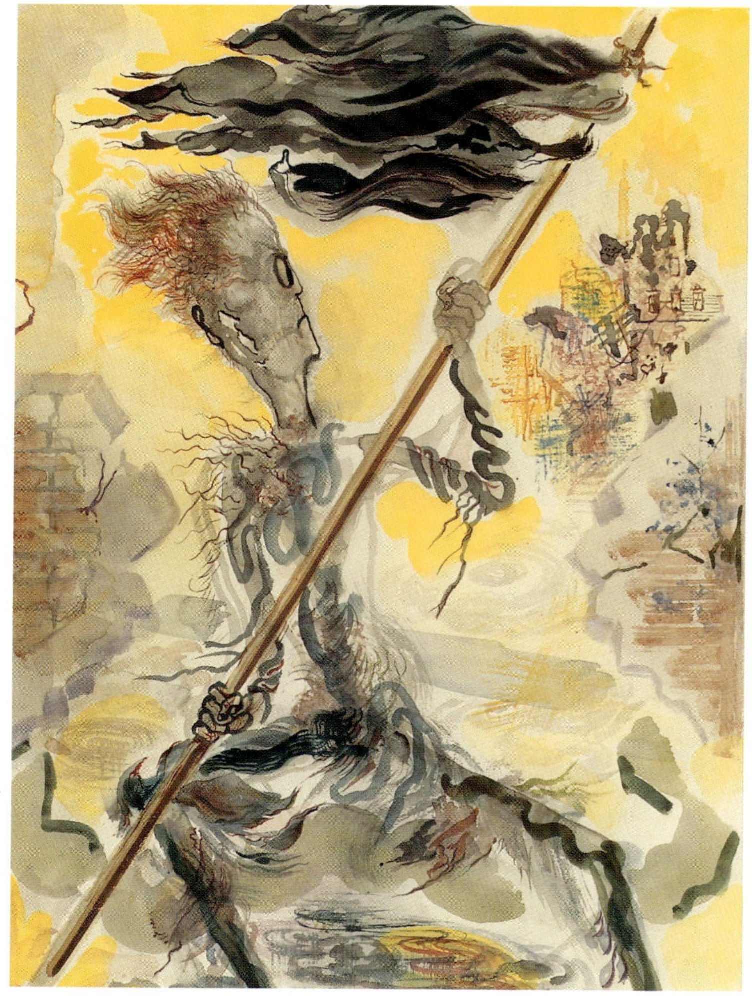

OBEN LINKS:
Der Maler des Lochs, entwurzelt, 1947/48

OBEN RECHTS:
Mit schwenkender Fahne, 1947–48

In der Serie der »Stickmen«, die seit 1946 entstand, wird Grosz' völlige Resignation erkennbar. Für ihn bewegt sich der substanzlose Mensch in einer sinnlosen Welt. Selbst der Maler, an dessen gesellschaftlichen Einfluß der frühe Grosz noch geglaubt hatte, produziert nur noch ein Loch, als Sinnbild des »Nichts«.

Frau‹, fügte ich stechend hinzu. ›Auf jeden Fall viel länger, als Sie und Ihr Herr Gemahl sich das vorstellen!‹« (JN, S. 267) Mann antwortete etwas von oben herab mit dem Verweis auf die Jugend Grosz', er selbst habe als junger Mensch auch solche Anwandlungen gehabt, man müsse optimistisch sein. Bekanntlich behielt Grosz recht.

Ab 1933 fanden die ersten »Schandausstellungen« mit »entarteter« Kunst statt, eine Reihe, die ihren Höhepunkt in der Münchener Ausstellung »Entartete Kunst« 1937 erreichte. Grosz war einer der meistgehaßten Künstler der Nationalsozialisten. 285 Arbeiten von ihm wurden aus deutschen Sammlungen entfernt, in München zeigte man fünf Gemälde, zwei Aquarelle und 13 graphische Blätter. In Wolfgang Willrichs üblem Pamphlet »Die Säuberung des Kunsttempels« taucht an 20 Stellen Grosz' Werk auf, öfter als das von Dix etwa. Grosz schrieb 1933 an seinen Freund und Gönner Felix Weil, der ihn von den Anfangszeiten an unterstützt hatte: »Im Geheimen bin ich darauf sogar ein bißchen stolz – ja, da hatte eben ›Kunst‹ einen Zweck.«[48]

Im Jahr darauf, 1938, wurde Grosz von den Nazis ausgebürgert, erhielt aber die amerikanische Staatsbürgerschaft. Der sich abzeichnende Krieg veranlaßte ihn zu einer Reihe von Bildern, die, ähnlich wie bei Otto Dix, apokalyptische Visionen beschworen, mit Vorbildern von Bosch bis Ensor. Diese Phase, begleitet von eher belanglosen, »künstlerischen« Akten, setzte sich während des Krieges fort. Er wurde zu einem Anhänger Swedenborgs, der die Hölle bereits auf Erden verwirklicht sah. Resignation und Depression wurden immer stärker.

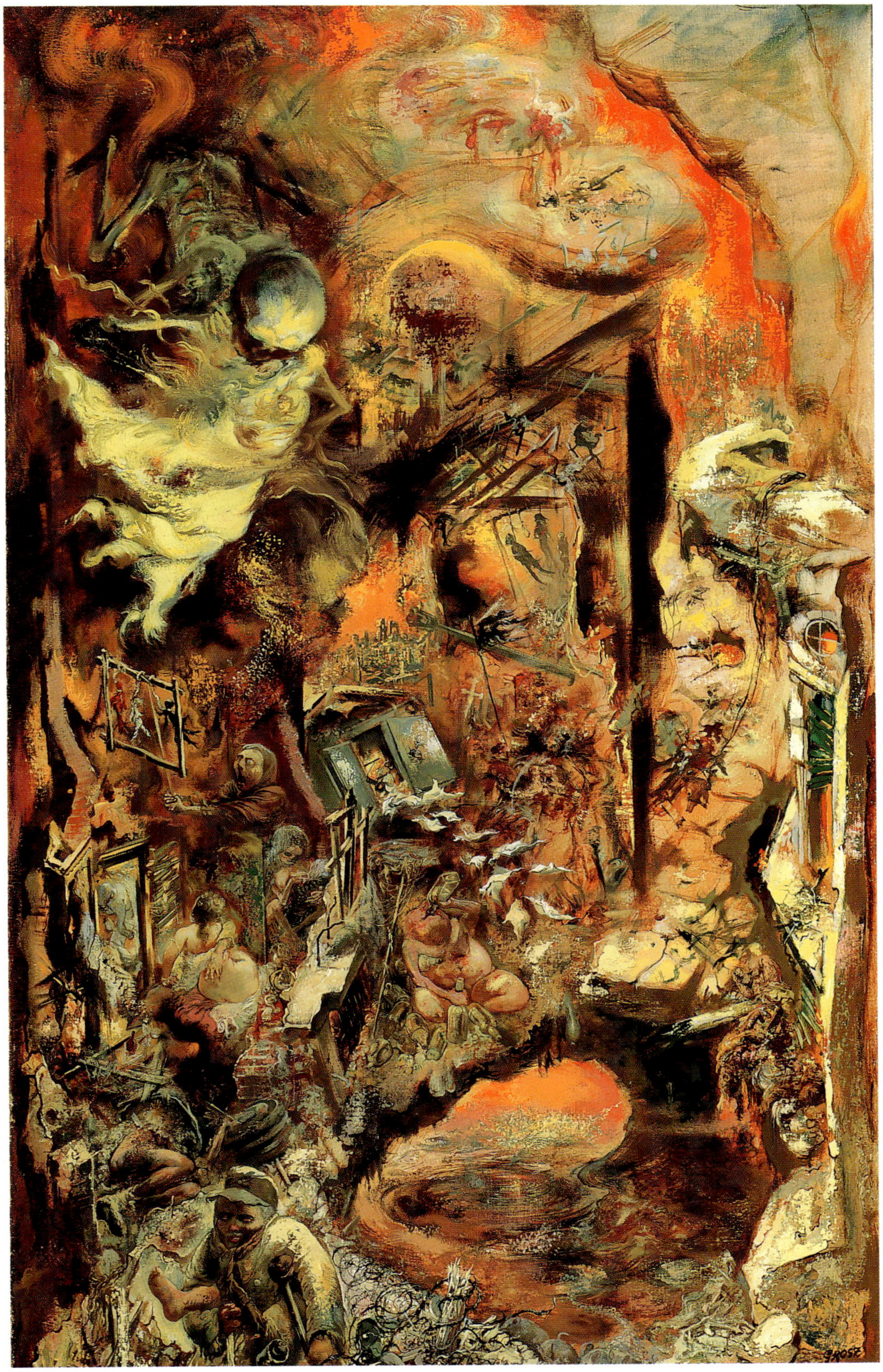

Die Grube, 1946
Das Bild gehört zu einer Reihe von »Visionen«, die Grosz seit dem Ende des Krieges malte. In einem der letzten Bombenangriffe war seine Mutter gestorben. In dem Bild, das von Tod, Krieg, Chaos und Zerstörung handelt, entdeckte er selbst eine Ähnlichkeit mit Hieronymus Boschs Ansichten der Hölle.

ABBILDUNG SEITE 88:
Ich bin froh, wieder da zu sein, 1943

ABBILDUNG SEITE 89:
Der Feind des Regenbogens, um 1952

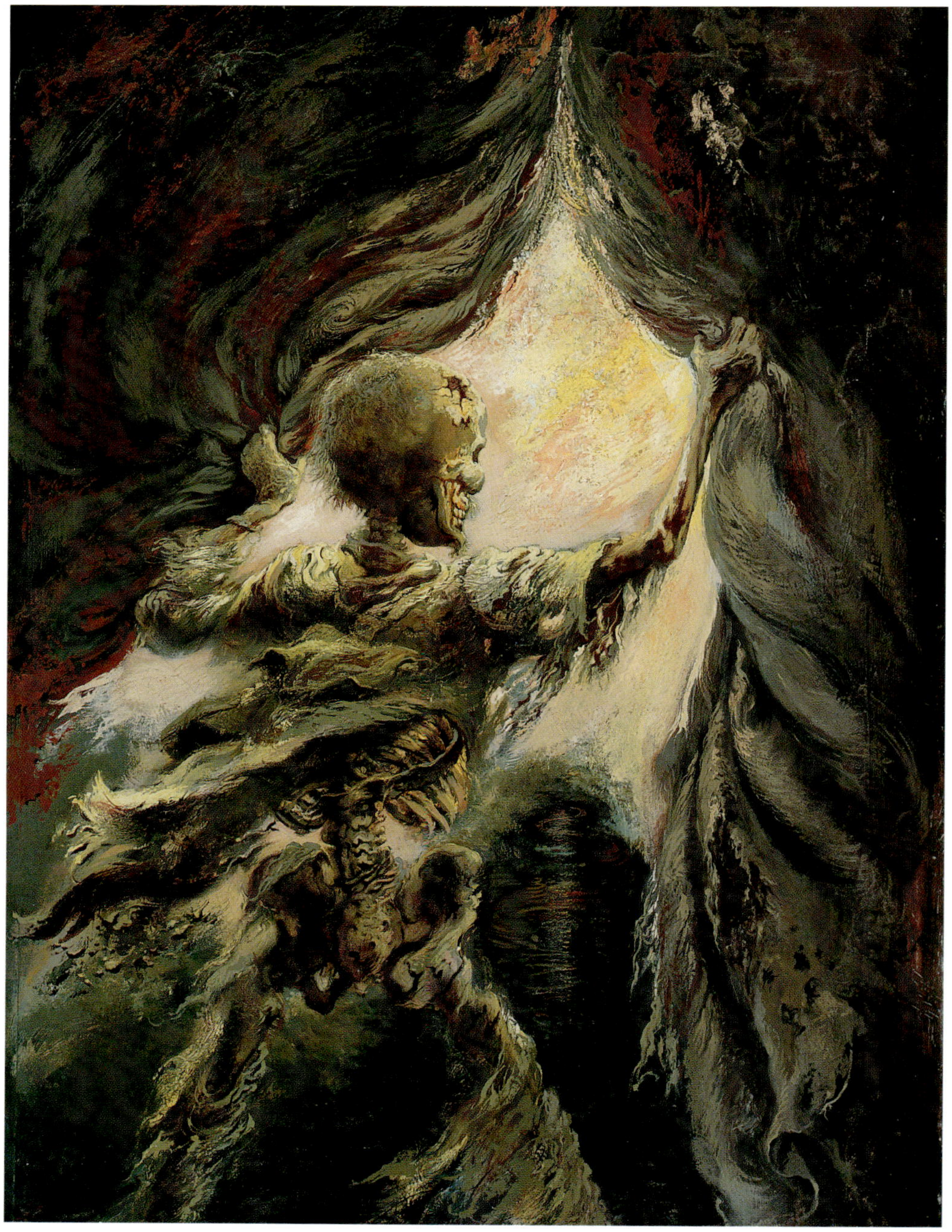

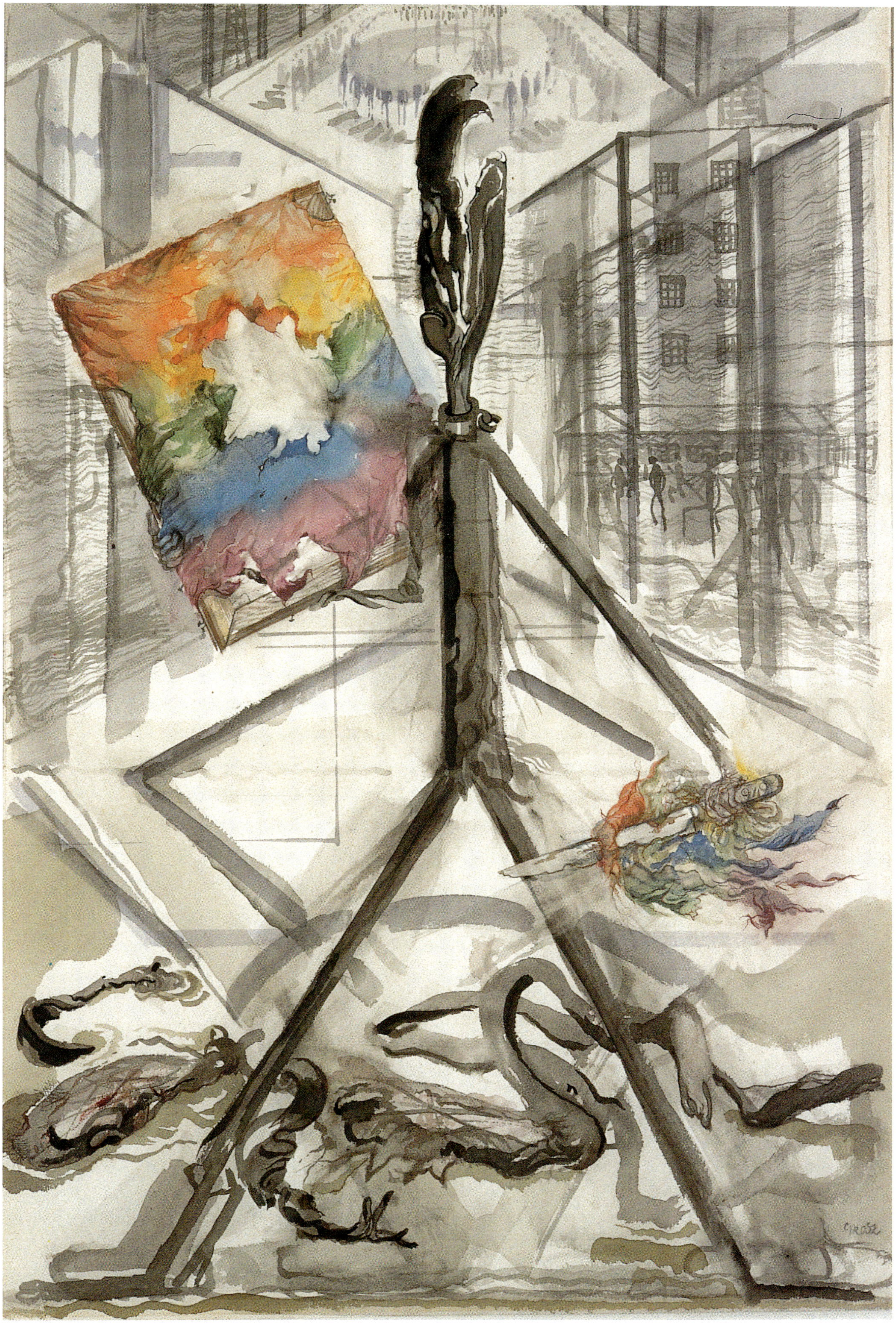
GROSZ

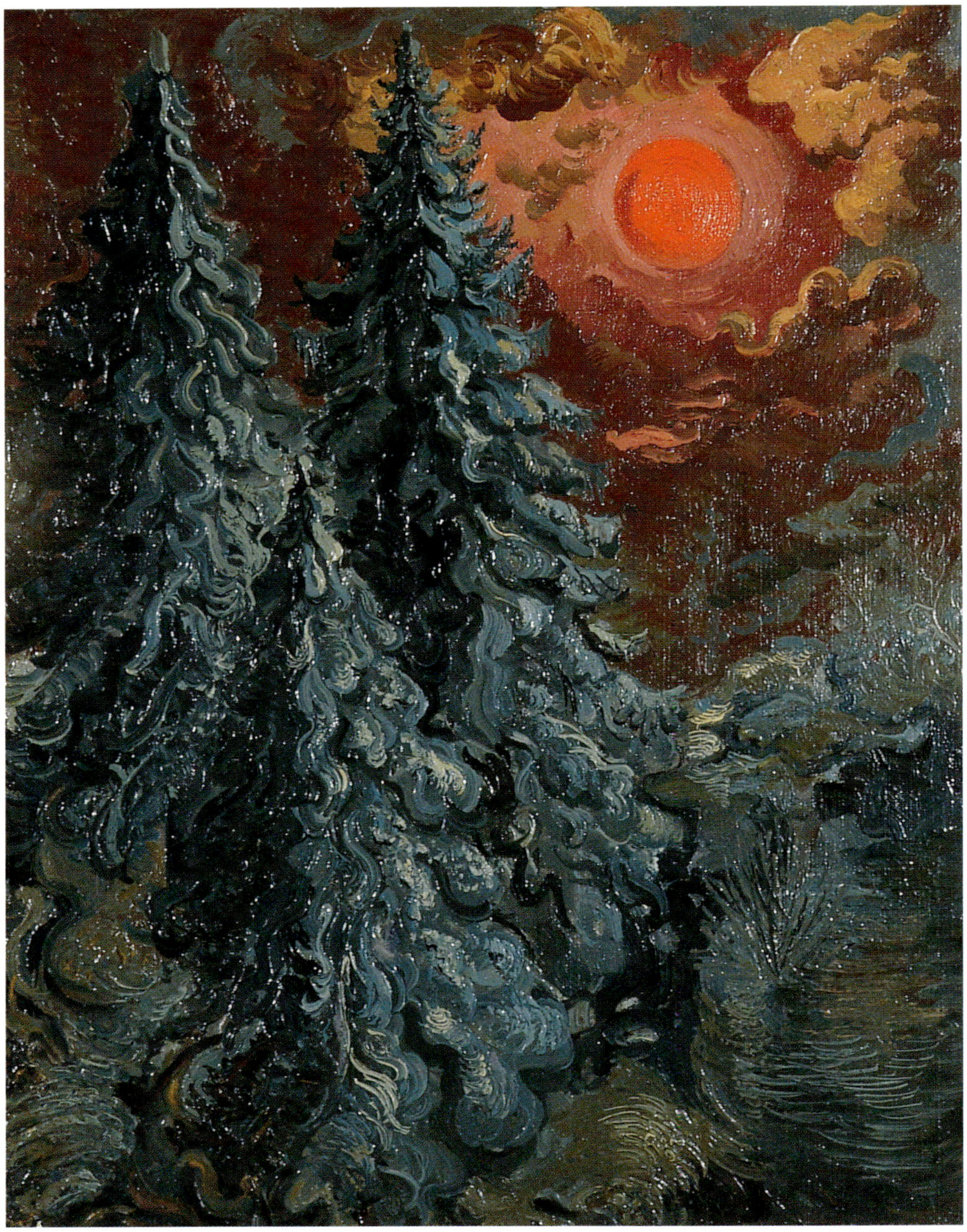

Blaue Pinien mit rotem Mond, 1938

Nach dem Krieg erfand Grosz die »stickmen«, die Stockmänner. Alles, was diese an Malerei zustandebringen, sind Löcher. In einem Brief an Bert Brecht 1947 beschrieb er Bilder, die den *Maler des Lochs* (Abb. S. 86) zum Thema hatten: »sie bestehen aus dünnen, aber festgefügten Strichen, aber geben keinen Schatten, sie sind auch ganz grau; ihr Feldzeichen (wie die Römer sowas nannten) ist ein wirkliches zerfetztes Leinewand-Loch. Doll. Der Maler hat um sich 100 lochartige Entwürfe (er ist – er erinnert das ganz dunkel, aber doch erinnert er's genau – auch an ›Schönheit‹ interessiert: z. B. meint er die ganz-ganz-ganz fein-feinsten Schattierungen der Graus – alles ist nämlich grau dort. [...] Die Ratten – ja, Du denkst was, und schon läuft 'ne Ratte in die Ecke.«[49]) Das dürfte die Beschreibung des eigenen Zustandes gewesen sein.

Von einem Kaufhausbesitzer in Dallas, Texas, bekam er 1952 den Auftrag, Impressionen, Menschen und Industrie aus Dallcs zu malen. Diese Aquarelle erinnern noch einmal an seine amerikanische Frühzeit. Nach einer Deutschlandreise im Jahr 1954 und mehreren Lehraufträgen in den USA entschied er sich – 1958 war er in Berlin (West) zum Mitglied der

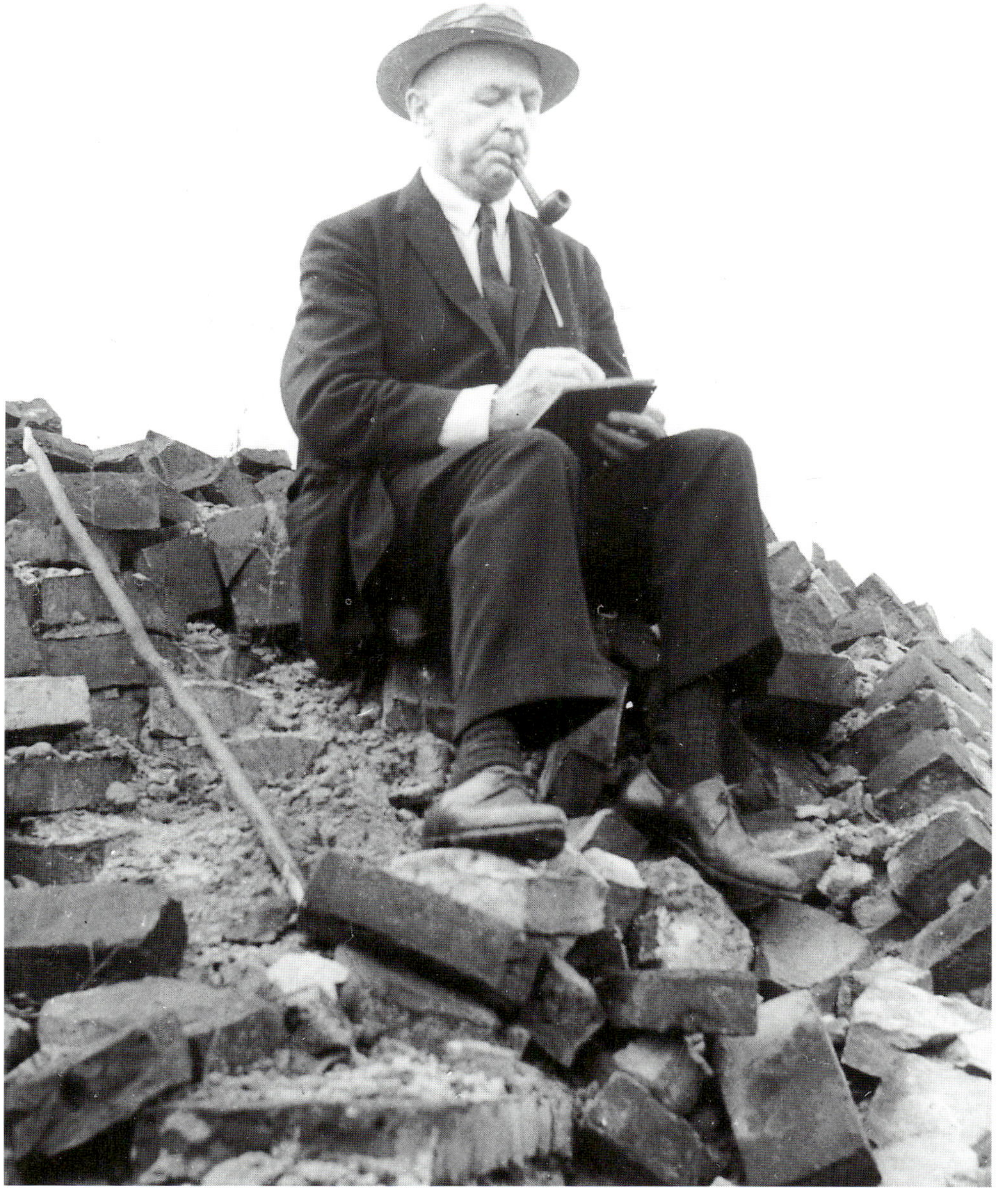

Grosz auf Berliner Trümmern, 1958
26 Jahre nach seiner Auswanderung kehrte Grosz mit seiner Frau nach Berlin zurück, enttäuscht von Amerika, das nicht mehr das Land seiner Träume war, in ein Land, das in Trümmern lag.

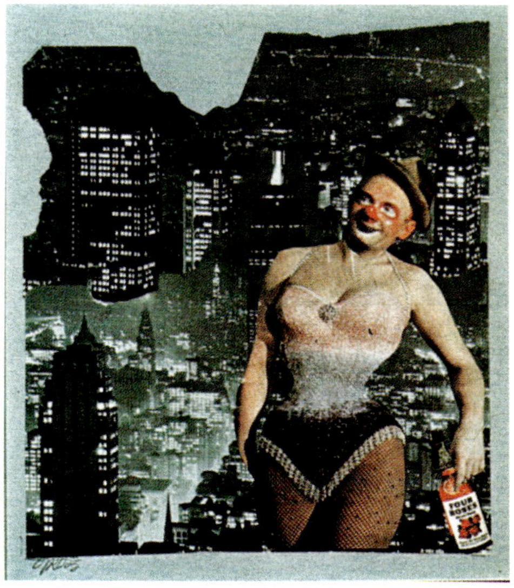

Grosz als Clown und Varietégirl, 1958
Grosz' letzte Arbeiten in Amerika waren eine Reihe von Collagen, mit denen er Elemente der Pop-Art aufgriff. Er selbst steht als Clown mit dem Körper eines Revuegirls vor der nächtlichen Ansicht von New York. Eine Schnapsflasche in seiner Hand gibt der Selbstironie eine bittere Note.

Akademie der Künste ernannt worden –, 1959 endgültig nach Berlin zurückzukehren. Ende Mai traf er dort ein. Es verblieb ihm jedoch keine Zeit, sich in seiner alten Heimat wieder einzuleben. Fünf Wochen später, in der Nacht vom 5. auf den 6. Juli, entdeckte ihn eine Zeitungsfrau zusammengebrochen in einem Hausflur. Nach einer Kneipentour war er die Treppe hinuntergefallen und erstickt.

Zu seinen letzten Arbeiten gehörte eine Reihe von Fotomontagen, die an seine Dadazeit wiederanknüpfen, aber auch eng der frühen Pop Art verwandt sind. Auf einer von ihnen stellte sich Grosz als *Clown und Varietégirl* (Abb. S. 91 rechts) dar, als Mischung aus verschiedensten Personen. Die Vielgestaltigkeit seiner Persönlichkeit bewahrte sich bis zum Schluß, darunter nicht zuletzt die Gestalt des Narren oder Clowns, des Künstlers in einer Welt, die ihn nicht versteht.

George Grosz 1893–1959: Leben und Werk

1893 George Grosz wird als Georg Ehrenfried Groß am 26. Juli in Berlin geboren. Seine Eltern sind der Gastwirt Karl Ehrenfried Groß und dessen Frau Marie Wilhelmine Luise.

1898 Die Familie übersiedelt nach Stolp in Pommern.

1898 Der Vater stirbt.

1901 Mit der Mutter zieht George Grosz nach Berlin-Wedding um.

1902 Nach der Rückkehr nach Stolp besucht Grosz die Oberrealschule.

1908 Grosz gibt einem Lehramtskandidaten eine Ohrfeige zurück und wird von der Schule verwiesen.

1909 Grosz beginnt ein Studium an der Königlich Sächsischen Akademie der Künste in Dresden bei Richard Müller, Robert Sterl, Raphael Wehle und Osmar Schindler.

1910 veröffentlicht er die erste Karikatur im »Ulk«, der Beilage des »Berliner Tageblattes«.

1911 erhält er am 30. März das Ehrendiplom der Kunstakademie.

1912 Grosz besucht die Kunstgewerbeschule in Berlin (bis 1917) und studiert dort bei Emil Orlik. Er beginnt mit der Ölmalerei.

1913 reist er von August bis November nach Paris. Zeichnungen erscheinen im »Ulk«, in den »Lustigen Blättern« und in anderen Zeitschriften. Es entstehen erste Buchillustrationen.

1914 meldet er sich als Kriegsfreiwilliger.

1915 wird er nach einer Operation als dienstuntauglich entlassen. Bei Ludwig Meidner lernt er die Gebrüder Herzfelde kennen. Erstmals veröffentlicht er ein Gedicht und eine Zeichnung in Franz Pfemferts »Aktion«.

1916 lernt er Theodor Däubler kennen, der ihn mit einem Artikel in den »Weißen Blättern« bekannt macht. Georg Groß ändert aus Protest gegen Nationalismus und Patriotismus seinen Namen in George Grosz.

1917 Nach einer erneuten Einberufung, Aufenthalten im Lazarett und anschließend in einer Nervenheilanstalt wird Grosz als dienstuntauglich aus dem Heer entlassen. Er wird der Mitbegründer des Berliner Dada. Es erscheinen die »Erste George Grosz-Mappe« und die »Kleine Grosz-Mappe« im Malik-Verlag.

1918 Grosz wird Mitglied der November-Gruppe und, zusammen mit John Heartfield, Wieland Herzfelde und Erwin Piscator, der Kommunistischen Partei.

1919 Mit Wieland Herzfelde gründet Grosz die Zeitschrift »Die Pleite«, mit Franz Jung »Jedermann sein eigner Fußball« und mit Carl Einstein und John Hoexter »Der blutige Ernst«. Er arbeitet am politischen Kabarett »Schall und Rauch« im Keller des Reinhardtschen Theaters mit.

1920 Im April veranstaltet Hans Goltz in München die erste Einzelausstellung. Grosz nimmt an der Internationalen Dada-Messe in der Kunsthandlung Burchard in Berlin teil. Im Mai heiratet er Eva Peter.

1921 Grosz wird wegen Beleidigung der Reichswehr in der Mappe »Gott mit uns« zu 300 RM Geldstrafe verurteilt. Im Malik-Verlag erscheint »Das Gesicht der herrschenden Klasse«. Er fährt nach Portofino zu seinem Mäzen Felix Weil.

1922 Mit Martin Andersen-Nexø reist Grosz nach Petrograd und Moskau, wo er Lenin trifft. Im Malik-Verlag erscheinen die Mappen »Ecce Homo«, »Mit Pinsel und Schere« und »Die Räuber«.

1923 Die Mappe »Ecce Homo« wird als »pornographisches Machwerk« beschlagnahmt. Alfred Flechtheim wird Grosz' Kunsthändler.

1924 Im »Ecce Homo«-Prozeß wird Grosz wegen »Angriffs auf die öffentliche Moral« zu 6000 RM Strafe verurteilt. Er wird Vorsitzender der »Roten Gruppe«, der Vereinigung kommunistischer Künstler. Bis 1927 arbeitet er regelmäßig für die kommunistische satirische Wochenschrift »Der Knüppel«, bis 1933 für den von Flechtheim herausgegebenen »Querschnitt«. Die Mappe »Abrechnung folgt« wird veröffentlicht. Von März bis Mai reist er nach Paris.

1925 Bei einer Frankreich-Reise besucht Grosz Frans Masereel und Jacques Sadoul.

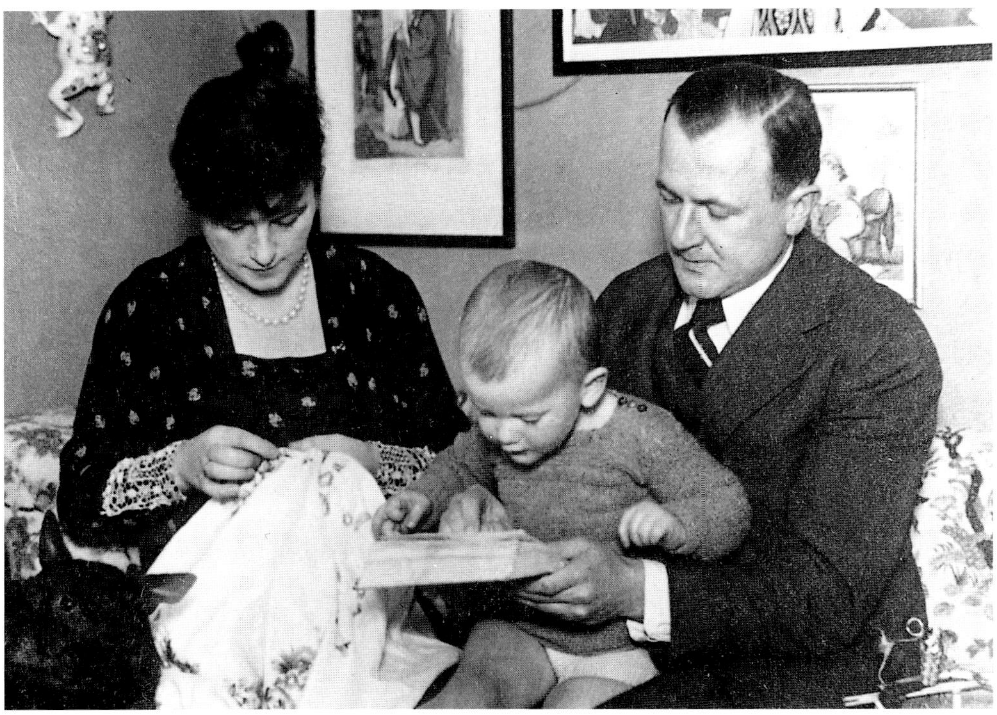

George Grosz mit seiner Frau Eva und seinem Sohn Peter, um 1928

Es erscheint die Mappe »Der Spießer-Spiegel«.

1926 Geburt des Sohnes Peter Michael.

1927 reist Grosz erneut nach Frankreich. Für Piscators Schwejk-Inszenierung beginnt Grosz mit den »Hintergrund«-Zeichnungen.

1928 Grosz ist Mitbegründer der ARBKD (Asso) in Berlin. Aufgrund der Zeichnung *Maul halten und weiter dienen* wird Grosz wegen Gotteslästerung zu 2000 RM Geldstrafe verurteilt.

1929 In der Berufung wird das Urteil wieder aufgehoben.

1930 Bei einem erneuten Prozeß wird Grosz endgültig freigesprochen. Es erscheinen die Mappen »Das neue Gesicht der herrschenden Klasse«, »Die Gezeichneten« und »Über alles die Liebe«. Geburt des zweiten Sohnes Martin Oliver.

1932 Von Juni bis Oktober lehrt Grosz an der Art Students League in New York. Er veröffentlicht Aquarelle im »New Yorker« und in »Vanity Fair«.

1933 Am 12. Januar siedelt Grosz endgültig mit seiner Frau in die USA über, wo er weiterhin in New York an der Art Students League lehrt.

1935 unternimmt Grosz eine Europareise, auf der er u. a. Brecht in Dänemark besucht.

1936 Es erscheint die antifaschistische Mappe »Interregnum« mit einer Einleitung von John Dos Passos bei der Black Sun Press. Der Mißerfolg dieser Publikation treibt Grosz weiter in die Resignation. Er zieht um nach Douglaston, Long Island.

1937 Grosz erhält ein zweijähriges Guggenheim-Stipendium und löst seine private Malschule auf. Werke von ihm werden in der Ausstellung »Entartete Kunst« in München gezeigt.

1938 Grosz wird von den Nazis ausgebürgert und erhält die amerikanische Staatsbürgerschaft.

1939 Bei Bilderverbrennungen durch die Nazis werden mehrere Werke von Grosz vernichtet. Wieland Herzfelde trifft in New York ein.

1941 Grosz lehrt bis 1942 an der School of Fine Art, Columbia University und an der Art Students League. Er beginnt mit seiner Autobiographie.

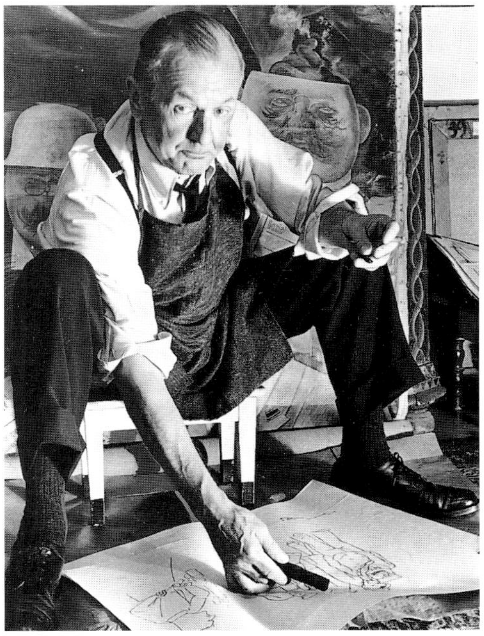

George Grosz in seinem New Yorker Atelier, 1954

1946 Die Autobiographie »A Little Yes and a Big No« wird veröffentlicht. Im Oktober findet in New York die Ausstellung »A Piece of My World in a World Without Peace« statt.

1947 Grosz bezieht »The Cottage«, Hilaire Farm in Huntington.

1948 In New York werden die »Stockmänner« ausgestellt.

1950 Grosz lehrt wieder (bis 1955) an der Art Students League.

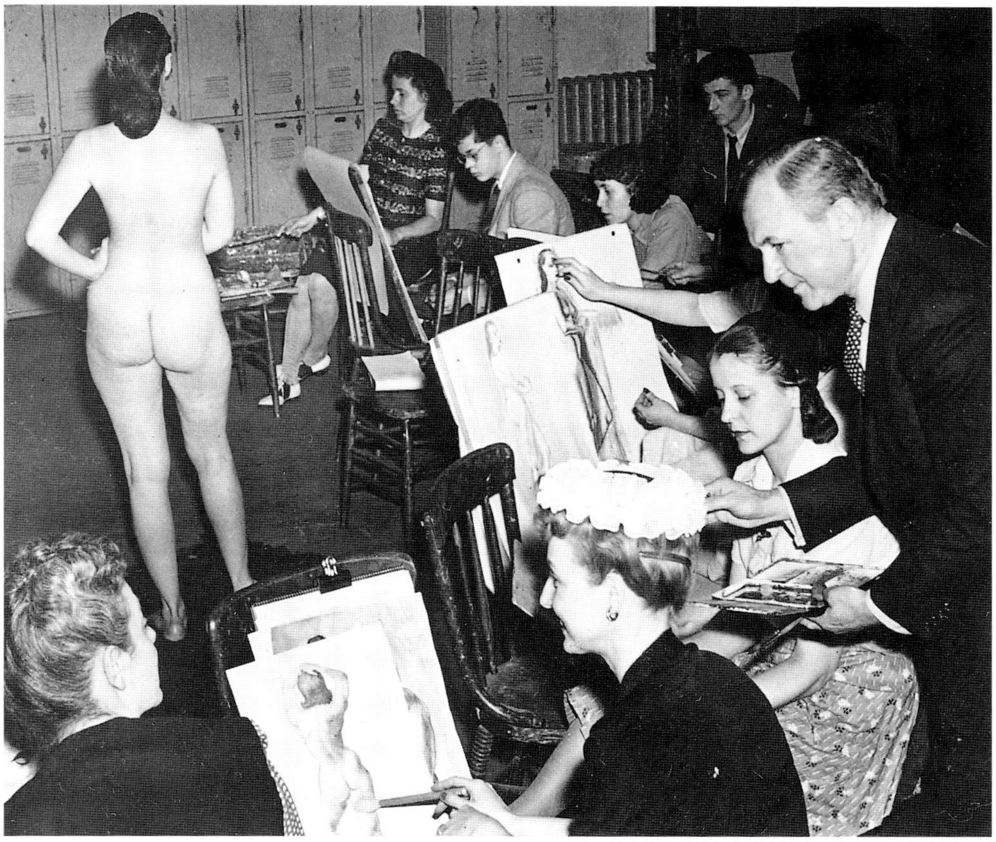

Beim Kunstunterricht in der Art Student's League in New York, um 1948

1951 Er unternimmt eine Europareise.

1953 Grosz eröffnet eine private Malschule in seinem Haus.

1954 Im Whitney Museum in New York findet eine Retrospektive statt. Grosz wird zum Mitglied der American Academy of Arts and Letters gewählt. Er unternimmt eine Deutschlandreise, auf der er in Berlin vom Senat empfangen wird und am Bodensee Otto Dix besucht.

1955 kehrt Grosz im Januar in die USA zurück. Es erscheint die deutsche Ausgabe seiner Autobiographie.

1956 Grosz lehrt an der Skowhagen School of Painting and Sculpture in Maine und als Gastdozent am Art Center in Des Moines.

1958 Wieder in Berlin, wird Grosz am 24. November zum Mitglied der Akademie der Künste in Berlin (West) ernannt. Am 3. Dezember reist er nach New York zurück.

1959 kehrt Grosz am 28. Mai endgültig nach Berlin zurück. Am 6. Juli stirbt er im Flur des Hauses Savignyplatz 5.

Bildlegenden

1
George Grosz
Detail aus: Schäferstündchen, 1921
Blatt 77 aus »Ecce Homo«
2
George Grosz
Detail aus Abb. S. 52
6
George Grosz in seinem Berliner Atelier, 1921
Photographie
Berlin, Ullstein Bilderdienst
7 oben
Detail aus Abb. S. 34 unten
7 unten
Detail aus Abb. S. 89 rechts
8
Auf dem Weg zur Arbeit, um 1912
Aquarell und Rohrfeder, bunte Kreide, 38,1 × 30,2 cm
Princeton, N.J., Copyright Estate of George Grosz
10
Illustration für »Ulk«, 1910
11
Straßenschlacht, 1912
Tuschpinsel und schwarze Kreide, 25 × 37,7 cm
Verbleib unbekannt
11 rechts
Das Ende des Weges, 1913
Aquarell und Bleistift, 27,7 × 21,7 cm
Verbleib unbekannt
11 links
Lustmord in der Ackerstraße, 1916/17
Offsetdruck, 18,6 × 19 cm
Berlin, Staatliche Museen zu Berlin – Preußischer Kulturbesitz, Kunstbibliothek
12
Heinrich Maria Davringhausen
Der Lustmörder, 1917
Öl auf Leinwand, 119,5 × 148,5 cm
München, Bayerische Staatsgemäldesammlungen
13
John der Frauenmörder, 1918
Öl auf Leinwand, 86,5 × 81 cm
Hamburg, Hamburger Kunsthalle
14
The City, 1916/17
Öl auf Leinwand, 100 × 102 cm
Lugano, Thyssen-Bornemisza Collection
15
Krawall der Irren, 1915
Feder, 32,1 × 22,6 cm
Berlin, Staatliche Museen zu Berlin – Preußischer Kulturbesitz, Kunstbibliothek
16
George Grosz mit Hut und Revolver in seinem Atelier, 1918
Photographie
Princeton, N.J., Copyright Estate of George Grosz
17 oben
Texasbild für meinen Freund Chingachgook, 1915/16
Lithographie auf gelblichem Papier, 26,9 × 27,1 cm
Stuttgart, Staatsgalerie Stuttgart, Graphische Sammlung
24 unten
Rudolf Schlichter
Wild West, 1922/23
Aquarell, 28,9 × 35,9 cm
Privatbesitz
18 oben
Großstädtischer Verkehr am Potsdamer Platz in Richtung Leipziger Platz, um 1925
Photographie
Berlin, Ullstein Bilderdienst
18 unten
Käufliche Liebe, Berliner Straßenszene, 1929
Photographie
Berlin, Ullstein Bilderdienst
19
Pandämonium, 1914
Tusche, 47 × 30,5 cm
Privatbesitz
20 rechts
Erinnerung an New York, 1915/16
Lithographie auf gelblichem Papier, 37,8 × 29,6 cm
Stuttgart, Staatsgalerie Stuttgart, Graphische Sammlung
20 links
Mord, 1916
Offsetdruck aus »Ecce Homo«, 1922/23
21 oben
Explosion, 1917
Öl auf Hartfaser, 47,8 × 68,2 cm
New York, Collection, The Museum of Modern Art. Gift of Mr. and Mrs. Irving Moskovitz.
21 unten
Ludwig Meidner
Die brennende Stadt, 1913
Öl auf Leinwand, 66,5 × 78,5 cm
St. Louis, The Saint Louis Art Museum
22 oben
Selbstmord, 1916
Öl auf Leinwand, 100 × 77,6 cm
London, Tate Gallery
22 unten
Metropolis, 1917
Öl auf Karton, 68 × 47,6 cm
New York, Collection, The Museum of Modern Art. Purchase.
23
Der Liebeskranke, 1916
Öl aufLeinwand, 99,7 × 76,5 cm
Privatbesitz
24
Café, 1915/16
Lithographie aus »Ecce Homo«, 1922/23, 19,5 × 13 cm
Berlin, Staatliche Museen zu Berlin – Preußischer Kulturbesitz, Kunstbibliothek
25
Widmung an Oskar Panizza, 1917/18
Öl auf Leinwand, 140 × 110 cm
Stuttgart, Staatsgalerie Stuttgart
26
Grauer Tag, 1921
Öl auf Leinwand, 115 × 80 cm
Berlin, Staatliche Museen zu Berlin – Preußischer Kulturbesitz, Nationalgalerie
27
Die deutsche Pest, 1919
aus: »Die Pleite« Nr. 5, 1919
28 oben
Die Kommunisten fallen und die Devisen steigen/ Écrasez la famine/Blood is the best Sauce, 1919
Feder und Tusche, 37,5 × 55,4 cm
Berlin, Staatliche Museen zu Berlin – Preußischer Kulturbesitz, Kunstbibliothek
28 unten
KV/Die Gesundbeter, 1918
Feder, Pinsel und Tusche auf Elfenbeinpapier, 37,7 × 34,4 cm
29 oben
Soldaten rechter Putschtruppen mit Hakenkreuz am Potsdamer Platz, 1920
Photographie
Berlin, Ullstein Bilderdienst
29 unten rechts
Kapital und Militär wünschen sich: »Ein gesegnetes neues Jahr!«, 1920
Titelblatt für »Die Pleite« Nr. 6, 1920
29 unten links
»Prosit Noske! – Das Proletariat ist entwaffnet«, 1919
Federzeichnung für »Die Pleite«, Nr. 3, 1919
30 oben rechts
Porträt Rosa Luxemburg
Photographie
Berlin, Landesbildstelle Berlin
30 oben links
Remember (Vergeßt es nicht!), 1931
Photolithographie aus »Interregnum«, 1936, 29,3 × 20 cm
30 Mitte
Karl Liebknecht bei einer Ansprache im Berliner Tiergarten, 1918
Photographie
Berlin, Landesbildstelle Berlin
30 unten
Spartakusaufstand in Berlin, 1919
Photographie
Berlin, Landesbildstelle Berlin
31
Das Wasser spült die März-Gemordeten an Land ..., 1919
Photolithographie aus »Gott mit uns«, 1920, 38,7 × 29,9 cm
32
John Heartfield
Der dada 3, 1920
Collage 23,2 × 15,7 cm
33
Deutschland, ein Wintermärchen, 1917/19
Öl auf Leinwand
Verbleib unbekannt
34 oben
Methusela, 1922
Aquarell, Tusche und Bronzefarbe auf Papier, 52,6 × 41,1 cm
New York, Collection. The Museum of Modern Art. Mr. and Mrs. Werner E. Josten Fund.
34 unten
John Heartfield mit Marionette »Konservativer Herr«, 1919
Photographie
Berlin, Akademie der Künste
35 oben
Monteur Heartfield, 1920
Aquarell und Klebearbeit auf Postkarte, 41,9 × 30,5 cm
New York, Collection, The Museum of Modern Art. Gift of A. Conger Goodyear.
35 unten links
Eröffnung der Dada-Messe in der Kunsthandlung Burchard, 1920
Photographie
Berlin, Ullstein Bilderdienst
35 unten rechts
George Grosz und Heartfield bei der Eröffnung der Internationalen Dada-Messe, 1920
Photographie
36
Ohne Titel, 1920
Öl auf Leinwand, 81 × 61 cm
Düsseldorf, Kunstsammlung Nordrhein-Westfalen
37 rechts
Giorgio de Chirico
Der verlorene Sohn, 1922
Öl auf Leinwand, 87 × 59 cm
Mailand, Civica Galleria d'Arte Moderna
37 links
Republikanische Automaten, 1920
Wasserfarbe auf Papier, 60 × 47,3 cm
New York, Collection, The Museum of Modern Art. Advisory Comittee Fund.
38
George und Eva Grosz in Berlin, um 1924
Photographie
Princeton, N.J., Copyright Estate of George Grosz
39
Daum marries her pedantic automaton George in May 1920, 1920
Aquarell und Collage, 42 × 30,2 cm
Berlin, Galerie Nierendorf
40
Sonnenfinsternis, 1926
Öl auf Leinwand, 210 × 184 cm
Huntington, Collection of the Heckscher Museum, Huntington, New York. Museum
41
Nachwuchs, 1921/22
Offsetdruck aus »Ecce Homo«, 1922/23, 27,8 × 18,4 cm
Berlin, Staatliche Museen zu Berlin – Preußischer Kulturbesitz, Kupferstichkabinett
42
Zeichnungen aus »Der Spießer-Spiegel«, Dresden 1925, 2. Auflage 1932
43
Menschen, 1919
Aquarell, Feder und Tusche, 42 × 30,2 cm
Privatbesitz
44 oben
Wieland Herzfelde, Eva und George Grosz, Rudolf Schlichter, John Heartfield, 1921
Photographie
44 unten
George Grosz mit Pfeife im Atelier, 1920
Photographie
Princeton, N.J., Copyright Estate of George Grosz
45
Früh um 5 Uhr!, 1920/21
Photolithographie, 37,8 × 27,5 cm
Berlin, Staatliche Museen zu Berlin – Preußischer Kultur-

besitz, Kunstbibliothek
46
Orgie, 1920
Wasserfarbe, Feder und Tusche auf Papier
Berlin, Galerie Pels-Leusden
47
Dämmerung, 1922
Aquarell aus »Ecce Homo«, 1922/23
Berlin, Staatliche Museen zu Berlin – Preußischer Kulturbesitz, Kunstbibliothek
48
Schwimme, wer schwimmen kann, und wer zu plump ist, geh' unter!, 1922
Lithographie aus »Die Räuber«, 1922
49 oben
August Sander
Arbeitslos, 1928
Photographie aus »Antlitz der Zeit«, 1929
Köln, August Sander Archiv
49 unten rechts
Sie macht nur sauber, 1924
Bleistift, 59,1 × 47,5 cm
49 unten links
Straßenszene Berlin, Kreuzberg, um 1930
Photographie
50
Ein Mann von Überzeugung, 1928
Aquarell und Tusche auf Papier, 66 × 48 cm
Washington, Hirshhorn Museum and Sculpture Garden Smithsonian Institution, Gift of Joseph H. Hirshhorn, 1966
51
In den besten Jahren, um 1923
Aquarell, 62,6 × 49,5 cm
Hannover, Kunstmuseum Hannover
52
Der Agitator, 1928
Öl auf Leinwand, 108 × 81 cm
Amsterdam, Stedelijk Museum
53
George Grosz vor dem Gemälde »Der Agitator«, 1928
Photographie
Berlin, Ullstein Bilderdienst
54 oben
Otto Griebel
Die nackte Nutte, 1923
Bleistift, Wasserfarben auf Papier, 40,6 × 29,1 cm
Milwaukee, Marvin and Janet Fishman Collection
54 unten rechts
Promenade, 1922
Offsetdruck, 20 × 21,6 cm
Berlin, Staatliche Museen zu Berlin – Preußischer Kulturbesitz, Kunstbibliothek
54 unten links
Otto Dix
Puffmutter, um 1923
Aquarell, 50 × 35 cm
Vaduz, Otto Dix Stiftung
55
Kraft und Anmut, 1922
Aquarell, Feder und Tusche, 53,3 × 44 cm
Köln, Museum Ludwig
56 oben
George Grosz und Wieland Herzfelde mit Verteidiger Apfel im »Gotteslästerungs«-Prozeß, 1929
Photographie
Berlin, Akademie der Künste
56 unten
Ständchen, 1922
Offsetdruck aus »Ecce Homo«, 1922/23
56 Mitte
Titelblatt zur Mappe »Ecce Homo«, 1922
Offsetdruck
57
Querschnitt, 1919/20
Offsetdruck aus »Ecce Homo«, 1922/23, 24,2 × 19,1 cm
Berlin, Staatliche Museen zu Berlin – Preußischer Kulturbesitz, Kunstbibliothek
58 links
Ecce Homo, 1921
Aquarell aus »Ecce Homo«, 1922/23
Berlin, Staatliche Museen zu Berlin – Preußischer Kulturbesitz, Kunstbibliothek
58 rechts
Passanten, 1921
Aquarell aus »Ecce Homo«, 1922/23
Berlin, Staatliche Museen zu Berlin – Preußischer Kulturbesitz, Kunstbibliothek

59 links
Ach knallige Welt, du seliges Abnormitätenkabinett, 1916
Aquarell aus »Ecce Homo«, 1922/23
Berlin, Staatliche Museen zu Berlin – Preußischer Kulturbesitz, Kupferstichkabinett
59 rechts
Vor Sonnenaufgang, 1922
Aquarell aus »Ecce Homo«, 1922/23
Berlin, Staatliche Museen zu Berlin – Preußischer Kulturbesitz, Kunstbibliothek
60
Der Mädchenhändler, 1918
Aquarell, Rohrfeder und Tusche auf Karton, 31,7 × 23,8 cm
Darmstadt, Hessisches Landesmuseum
61
Schönheit, dich will ich preisen!, 1919
Aquarell, Feder und Tusche, 42 × 30,2 cm
Berlin, Galerie Nierendorf
62
Wie werde ich ...... reich?, 1923
Doppelseite mit insgesamt 12 Abbildungen
Reproduktion aus: »Die Pleite«, 1923
63
Soirée, 1922
Aquarell aus »Ecce Homo«, 1922/23
Berlin, Staatliche Museen zu Berlin – Preußischer Kulturbesitz, Kunstbibliothek
64 rechts
Rudi S., 1921
Offsetdruck aus »Ecce Homo«, 1922/23, 27,8 × 20,3 cm
Berlin, Staatliche Museen zu Berlin – Preußischer Kulturbesitz, Kunstbibliothek
64 links
Rudolf Schlichter
Zusammenkunft von Fetischisten und manischen Flagellanten, um 1923
Aquarell 43,5 × 27 cm
Privatbesitz
65
Künstler und Modell, 1928
Öl auf Leinwand, 115,6 × 75,6 cm
New York, Collection, The Museum of Modern Art. Gift of Mr. and Mrs. Leo Lionni.
66 oben
Grosz mit seinem Modell für das Gemälde »Max Schmeling«, 1926
Photographie
Berlin, Bildarchiv Preußischer Kulturbesitz
66 unten
Berthold Brecht und der Boxer Samson-Körner, 1928
Photographie
Berlin, Ullstein Bilderdienst
67
Porträt Max Schmeling, 1926
Öl auf Leinwand, 109 × 79 cm
Berlin, Axel Springer Verlag AG
68
Porträt des Schriftstellers Walter Mehring, 1925
Öl auf Leinwand, 90 × 80 cm
Antwerpen, Koninklijk Museum voor Schone Kunsten
69 oben
Porträt des Dr. Eduard Plietzsch, 1928
Öl auf Leinwand, 110 × 79 cm
Köln, Museum Ludwig
69 unten
Porträt des Schriftstellers Max Hermann-Neisse, 1925
Öl auf Leinwand, 100 × 101 cm
Mannheim, Städtische Kunsthalle
70
George Grosz vor dem Café de la Plage in Boulogne sur Mer, um 1927
Photographie
Berlin, Ullstein Bilderdienst
71
Landschaft Pointe Rouge bei Marseille, 1927
Öl auf Leinwand, 54 × 72 cm
Princeton, N.J., Copyright Estate of George Grosz
72 oben
Maul halten und weiter dienen, 1927
Manultiefdruck aus »Hintergrund«, 1928, 15,2 × 18,1 cm
72 unten
George Grosz vor dem Gemälde »Die Stützen der Gesellschaft«, 1926
Photographie
Princeton, N.J., Copyright Estate of George Grosz

73
Die Stützen der Gesellschaft, 1926
Öl auf Leinwand, 200 × 108 cm
Berlin, Staatliche Museen zu Berlin – Preußischer Kulturbesitz, Nationalgalerie
74 oben
Hitler der Retter, 1923
Reproduktion aus »Die Pleite«, Nr. 8, 1923
74 Mitte
Der Lebensbaum, Phase 2 und 3, 1927
Manultiefdruck aus »Hintergrund«, 1928
Berlin, Staatliche Museen zu Berlin – Preußischer Kulturbesitz
74 unten
Wofür?, 1928
Manultiefdruck aus »Hintergrund«, 1928
75
Selbstporträt als Warner, 1927
Öl auf Leinwand, 98 × 79 cm
Berlin, Galerie Nierendorf
76
Manhattan, um 1934
Aquarell, 42 × 57 cm
Princeton, N.J., Copyright Estate of George Grosz
77
Maus in der Falle, 1955
Zeichnung, 23,5 × 15,2 cm
Cambridge, Courtesy of the Fogg Art Museum, Harvard University Art Museums, Anonymous gift in gratitude for the friendship and kindness of Dean Wilbur, Joseph Bender
78 links
Zeichnung aus dem amerikanischen Skizzenbuch, 1932
78 rechts
Straße, New York, 1932
Rohrfeder und Tusche, 56 × 43,4 cm
Princeton, N.J., Copyright Estate of George Grosz
79
New York Skyline, 1951
Öl, 25 × 34 cm
Princeton, N.J., Copyright Estate of George Grosz
80 oben
Reichspräsident von Hindenburg und Reichskanzler Hitler, 1933
Photographie
Berlin, Ullstein Bilderdienst
80 Mitte
Fackelzug von SA und Stahlhelm zur Reichskanzlei, 1933
Photographie
Berlin, Ullstein Bilderdienst
80 unten
SA-Mann überwacht Gefangene, 1933
Photographie
Berlin, Ullstein Bilderdienst
81
Schriftsteller, was?, 1935
Zeichnung aus »Interregnum«, 1936
82
Progress, 1935/36
Feder, 27,5 × 21,6 cm
Princeton, N.J., Copyright Estate of George Grosz
83
Kain oder Hitler in der Hölle, 1944
Öl auf Leinwand, 99 × 124,5 cm
Privatsammlung
84 oben
Akt, 1938
Öl auf Leinwand, 40,5 × 50,5 cm
Kohlezeichnung, 58,5 × 40 cm
Den Haag, Collection P. B. van Voorst van Beest
84 unten
Sich entkleidender Akt, 1939
Kohlezeichnung, 58,5 x 40 cm
Den Haag, Collection P. B. van Voorst van Beest
85
Sitzender Akt, 1942
Öl auf Papier, 58,3 × 39,7 cm
Den Haag. Collection P. B. van Voorst van Beest
86 links
Der Maler des Lochs, entwurzelt, 1947/48
Aquarell, 89,5 × 63,2 cm
Cambridge, Courtesy of the Busch-Reisinger-Museum, Harvard University Art Museums, Association Fund
86 rechts
Mit schwenkender Fahne, 1947/48
Aquarell auf Papier, 63,5 × 45,7 cm
New York, Whitney Museum of American Art. Purchase

and Exchange.
87
Die Grube, 1946
Öl auf Leinwand, 153 × 94,6 cm
Wichita, The Roland P. Murdock Collection, Wichita Art Museum, Wichita, Kansas
88
Ich bin froh, wieder da zu sein, 1943
Öl auf Preßspan, 71,1 × 50,7 cm
Tempe, The Olive B. James Collection of American Art, Arizona State University
89
Der Feind des Regenbogens, um 1952
Aquarell, 43 × 63 cm
Princeton, N.J., Copyright Estate of George Grosz
90
Blaue Pinien mit rotem Mond
Öl, 41 × 50 cm
Princeton, N.J., Copyright Estate of George Grosz
91 links
George Grosz auf Berliner Trümmern, 1958
Photographie
Berlin, Akademie der Künste
91 rechts
George Grosz als Clown und Varietégirl, 1958
Collage, 30,5 × 27 cm
92
George Grosz mit seiner Frau Eva und seinem Sohn Peter, um 1928
Photographie
Berlin, Akademie der Künste
93 oben
Beim Kunstunterricht in der Art Student's League in New York, um 1948
Photographie
Berlin, Bildarchiv Preußischer Kulturbesitz
93 unten
George Grosz in seinem New Yorker Atelier, 1954
Photographie
Berlin, Akademie der Künste

Der Verlag dankt den Museen, Galerien und Sammlern, die uns bei der Realisierung dieses Buches geholfen haben. Unser besonderer Dank gilt Peter Grosz, dem Sohn des Künstlers, für sein freundliches Entgegenkommen und seine Unterstützung.
Neben den in den Bildlegenden genannten Personen und Institutionen seien als Leihgeber von Bildvorlagen noch folgende Bildarchive und Fotografen genannt: Estate of Georg Grosz, Princeton N. J.: 33; Galerie Michael Hasenclever, München: 17; Kranichphoto, Berlin: 34, 56, 88; Henry Nelson, Wichita: 87; Rheinisches Bildarchiv; Köln: 55, 69; Sandak, Inc./G. K. Hall; Boston: 86; Foto Saporetti, Mailand: 37; Elke Walford, Hamburg: 10, 11, 13, 19

Anmerkungen

1 Hans Hess: George Grosz. Dresden 1982. S. 140.

2 George Grosz: Ein kleines Ja und ein großes Nein. Sein Leben von ihm selbst erzählt. Reinbek bei Hamburg (1974) 1983. S. 233. Im folgenden wird die Autobiographie im Text mit »JN« abgekürzt.

3 Günther Anders: George Grosz. Zürich 1961. S. 33/34.

4 George Grosz: Statt einer Biographie. Zit. aus: George Grosz: Das Gesicht der herrschenden Klasse & Abrechnung folgt! Reprint Frankfurt/M. 1973. S.V. Der Text war auch in dem von Grosz zusammen mit Wieland Herzfelde herausgegebenen Band »Die Kunst ist in Gefahr«, Berlin 1925, enthalten.

5 Herbert Knust (Hrsg.): George Grosz. Briefe 1913–1959. Reinbek bei Hamburg 1979. Klaus Peter Dencker (Hrsg.): George Grosz: Ach knallige Welt, du Lunapark. Gesammelte Gedichte. München, Wien 1986. Zu einer ausführlichen Bibliographie siehe: Beth Irwin Lewis: George Grosz. Art and Politics in the Weimar Republic. Madison, London 1971. Lothar Fischer: George Grosz mit Selbstzeugnissen und Bilddokumenten. Reinbek bei Hamburg 1976 sowie das bereits erwähnte Buch von Hans Hess: George Grosz. London 1974, deutsche Ausgabe Dresden 1982.

6 Briefe S. 30/31.

7 Vgl. Brief an Wieland Herzfelde v. 14. 1. 1939, in: Br., S. 279.

8 AB S. 266. Ebenfalls dort schrieb er im Rückblick auf die Nachkriegszeit: »Je größer der Haufen, mit dem ich lief, desto individualistischer wurde ich.« S. 146.

9 Vgl. Uwe M. Schneede: George Grosz. Der Künstler in seiner Gesellschaft. Köln 1984. S. 11.

10 George Grosz: Statt einer Biographie, a. a. O., S. VIII.

11 Vgl. JN, S. 94: »ein Männerakt in Kreide und die phantastische Federzeichnung ›Der gelbe Tod‹.«

12 George Grosz und Wieland Herzfelde: Die Kunst ist in Gefahr. Berlin 1925. Zit. nach Marcel Ray: George Grosz. (Paris 1927) Dt. Ausg. Berlin 1991. S. 26.

13 Schneede, George Grosz. a. a. O., S. 53.

14 Wolfgang Haug. Das »Phänomen Pfemfert« – eine biographische Skizze. In: Wolfgang Haug (Hrsg.): Franz Pfemfert. Ich setze diese Zeitschrift wider diese Zeit. Sozialpolitische und literaturkritische Aufsätze. Darmstadt und Neuwied 1985. S. 7–62, hier S. 7.

15 Aus: George Grosz: Ach knallige Welt, du Lunapark. A. a. O. S. 29.

16 Zit. nach Hess: George Grosz, a. a. O., S. 78.

17 Oskar Panizza: Mama Venus. Texte zu Religion, Sexus und Wahn. Hrsg. von Michael Bauer. Hamburg, Zürich 1992. S. 22.

18 Sebastian Haffner: Die deutsche Revolution 1918/1919. München 1991. S. 10.

19 Vgl. dazu: Die Pleite. Illustrierte Halbmonatsschrift einschließlich der nur in einer Nummer erschienenen Zeitschrift »Jedermann sein eigener Fußball«. Fotomechanischer Neudruck der Originalausgaben mit einer Einleitung von Wieland Herzfelde. Frankfurt/M. 1986.

20 Richard Huelsenbeck: En avant dada. Die Geschichte des Dadaismus. Hannover 1920. Reprint Hamburg 1978. S. 12.

21 Ebenda, S. 37–39.

22 Harry Graf Kessler: Tagebücher 1918–1937. Frankfurt/M., Wien, Zürich 1971. S. 119.

23 Wieland Herzfelde: Erste internationale Dada-Messe. Zur Einführung. In: Klaus Schuhmann (Hrsg.): sankt ziegenzack springt aus dem ei. Texte, Bilder und Dokumente zum Dadaismus in Zürich, Berlin, Hannover, und Köln. Leipzig und Weimar 1991. S. 179–181, hier S. 181.

24 Raoul Hausmann: Dada vor Gericht. In: Schuhmann, a. a. O., S. 182/3, hier S. 182.

25 Jean Paul: Supplik der Spieler und Damen gegen die Einführung der Kempeleschen Spiel- und Sprachmaschinen. (1788/89) In: Jean Paul: Der Maschinenmann. Zürich 1968. S. 27.

26 Zit. nach: Ich und die Stadt. Kat. Ausst. Berlin 1987. S. 158.

27 Bertolt Brecht: Vorwort zu »Trommeln in der Nacht«. In: Gesammelte Werke 17. Frankfurt/M. 1967. S. 960 ff.

28 A. a. O. (Anm. 11) S. VII.

29 Hans Platschek: Porträts mit Rahmen. Picasso, Magritte, Grosz, Klee, Dalí und andere. Frankfurt/M. 1981. S. 116.

30 Wieland Herzfelde im Vorwort zum Reprint von »Die Pleite«, a. a. O.

31 Alfred Döblin: Von Gesichtern Bildern und ihrer Wahrheit. In: August Sander: Antlitz der Zeit. Reprint München 1976. S. 7–15, hier S. 13/14.

32 Walter Mehring: Der Spiesserbiologe. In: George Grosz: Der Spiesser-Spiegel. 60 Zeichnungen mit einer Selbstdarstellung. Dresden (1925), neue veränderte Auflage 1932. S. 13/14.

33 Siegfried Kracauer: Die Angestellten. Frankfurt/M. 1971. S. 7.

34 A. a. O., (Anm. 4), S. VII.

35 Der Artikel in: Uwe M. Schneede (Hrsg.): Die zwanziger Jahre. Manifeste und Dokumente deutscher Künstler. Köln 1979. S. 50–58, hier S. 58. Vgl. zur »Kunstlump«-Diskussion auch vom selben Verfasser: George Grosz. Köln 1975. S. 104–109.

36 Werner Hofmann: Kunst und Politik. Über die gesellschaftliche Konsequenz des schöpferischen Handelns. Köln 1969. S. 27/28.

37 Schneede, George Grosz, Köln 1975, a. a. O., S. 149.

38 Das Manifest der Roten Gruppe in: Schneede (Hrsg.): Die zwanziger Jahre, a. a. O., S. 106/7.

39 Zit. nach Joachim Heusinger von Waldegg: George Grosz. Porträt des Schriftstellers Max Herrmann-Neisse. 1925. Mannheim 1979. O.S.

40 Briefe (s. Anm. 5), S. 101.

41 Zit. nach Heusinger von Waldegg, a. a. O., o. S.

42 Helmut Heiber: Die Republik von Weimar. München 1966. S. 203.

43 Zit. nach Fischer, George Grosz, a. a. O., S. 101.

44 Ebenda, S. 102.

45 Zit. nach Hess, a. a. O., S. 175.

46 Diesen Ausdruck gebraucht auch Hans Platschek in bezug auf Grosz' Autobiographie.

47 Vgl. dazu Kay M. Flavell: George Grosz. A Biography. New Haven & London 1988. S. 98–105.

48 Briefe (s. Anm. 5), S. 179.

49 Ebenda, S. 390.